Salben · Puder · Externa

Die äußeren Heilmittel der Medizin

Zweiter Band

Puder · Seifen · Pflaster

und sonstige Heilmittel der externen Therapie

Von

Dr. rer. nat. habil. Hermann v. Czetsch-Lindenwald

Apotheker · Ammoniaklaboratorium Oppau der I. G. Farbenindustrie A. G. Ludwigshafen a. Rh.

und

Dr. med. habil. Friedrich Schmidt-La Baume

a. o. Professor · Chefarzt der Hautabteilung des Städtischen Krankenhauses Mannheim

Mit einem Beitrag

Die Aufgaben des Hautschutzes in der Gewerbehygiene

von Rolf Jäger

Institut für Kolloidforschung · Abt. Hautumweltforschung
der Johann-Wolfgang-Goethe-Universität Frankfurt a. M.

Mit 16 Abbildungen

Berlin

Springer-Verlag

1944

ISBN-13: 978-3-642-98734-2   e-ISBN-13: 978-3-642-99549-1
DOI: 10.1007/978-3-642-99549-1

Vorwort.

Die Salbenanwendung ist nur ein kleiner Teil der äußeren Behandlungsmethoden. Man beginnt oder beendet die therapeutischen Maßnahmen mit Salben, verwendet daneben aber noch Puder, Pflaster, Bäder, Waschmittel und andere Externa. In normalen Zeiten wechselt man die verschiedenen therapeutischen Maßnahmen aus Gründen der Zweckmäßigkeit, in abnormen ist dies auch aus Rohstoffgründen nötig. Auf jeden Fall genügt ein Überblick über die Salben nicht, wir müssen alle äußerlichen Heilmittel jedes für sich so genau kennen wie die Salben. Es war daher ein zweiter Band, in dem diese Präparate besprochen werden, erwünscht. Auch bei seiner Zusammenstellung wurde die bisher erschienene Literatur verwertet. Sie ist, soweit überhaupt Arbeiten erschienen, noch viel widerspruchsvoller als die der Salben, so daß ziemlich umfangreiche Modellversuche nötig waren. Ihr Niederschlag, seine Auswertung und klinische Bestätigung, findet sich in diesem Band. Über einige Gebiete, wie das der Pflaster, ist in den letzten Jahrzehnten kaum etwas veröffentlicht worden, andere wiederum, wie das der Waschmittel, wurden oft und meist in widersprechender Weise bearbeitet. Wir versuchten da ausgleichend zu wirken und auch in dieser zum Teil sehr schwierigen Materie zum Verständnis beizutragen.

Ludwigshafen a. Rh. und Mannheim,
im Oktober 1944.

Die Verfasser.

Inhaltsverzeichnis.

Puder und Pudergrundlagen.

Allgemeines. Die Puder gehören zum ältesten Rüstzeug der Dermatologen und Kosmetiker.

Schon die Salbenrezepte waren rein empirisch gefunden und nicht wissenschaftlich untermauert; noch viel mehr ist dies bei den Pudern, mit denen erst wieder in den letzten Jahren systematisch gearbeitet wurde, der Fall. Es existieren nur wenige Modellversuche, die hier mehr Aussicht auf Erfolg haben als bei den Salben, kaum Simultanprüfungen, die doch die Grundlage zu allen therapeutischen Erfolgen bilden müssen. Es soll daher alles Vorhandene zusammengetragen und durch neue Versuche ergänzt werden.

Definition. Ein Puder, Pulvis adspersorius oder inspersorius, ist ein äußerlich anzuwendendes pulverförmiges Arzneimittel, das meist aus mehreren Komponenten, aus organischem oder anorganischem Material, zusammengesetzt ist. Es soll entweder nur physikalisch kühlen, gleitfähig machen und trocknen oder darüber hinaus zugesetzte Medikamente zur Wirkung bringen.

Ein Puder soll seinem Verwendungszweck entsprechend zusammengesetzt sein und die Wirkstoffe möglichst günstig zur Geltung bringen Er muß ferner noch Eigenschaften, wie Unzersetzlichkeit, Billigkeit u. a. m. aufweisen. Alle diese Voraussetzungen werden nur von wenigen Stoffen erfüllt. Es ist daher nötig, jede einzelne Grundmasse und ihre Eigenschaften zu schildern, insbesondere Kennzahlen, die uns einen Überblick ermöglichen, aufzustellen.

Kennzahlen. Diese Kennzahlen sind zur Charakterisierung der verschiedenen Substanzen genau so nötig wie z. B. die Wasserzahl bei den Salben. Sie sind exakter als ein bloßes Beschreiben und definieren die

Wasseraufnahmefähigkeit,

Ölaufnahmefähigkeit,

das Schüttgewicht,

die Oberflächenabsorptionskraft

das Kühlvermögen (Wärmekapazität und Leitfähigkeit),

die Haltbarkeit,

das p_H der Puder-Wassermischungen,

die auf einer bestimmten Hautfläche haftende Menge (Deckkraft).

Die Gleitfähigkeit und Glätte sowie die Verstäubungstendenz müssen auch weiterhin geschätzt werden.

Unter *Wasseraufnahmefähigkeit* ist die Gewichtsmenge Wasser zu verstehen, die -1 g Substanz in der Enslin-Apparatur[1] aufsaugt. Der Apparat, der natürlich nur Modellversuche gestattet, besteht aus einem U-Rohr, das auf der einen Seite mit einer Glasfritte abgeschlossen wird. Auf der anderen Seite ist das Rohr in der Höhe der Fritte mit einem waagrecht angeschlossenen graduierten Rohr verbunden. Legt man nun auf die Fritte 1 g der Prüfsubstanz, so wird sie Wasser aufsaugen und das Volumen dieses verbrauchten Wassers wird in der graduierten Röhre abzulesen sein. Man kann auf diese Weise Kurven gewinnen, die sowohl die Geschwindigkeit als auch die Menge Wasser, das in bestimmten Zeit-

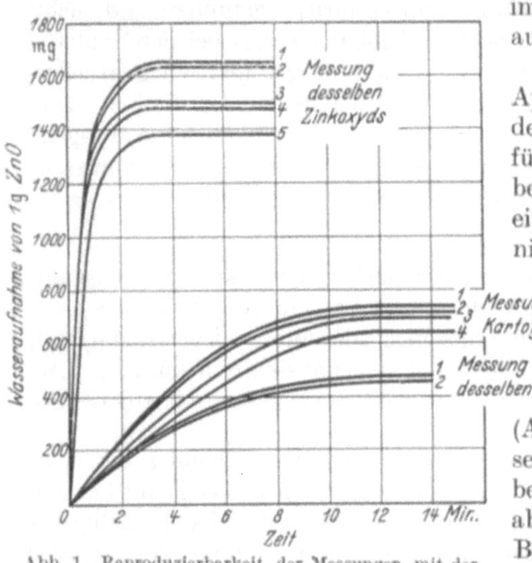

Abb. 1. Reproduzierbarkeit der Messungen mit der Enslin-Apparatur.

intervallen aufgesaugt wird, aufzeichnen.

Leider haben die mit dieser Apparatur gewonnenen Bilder, die sehr anschaulich sind, für die Puderbeurteilung nur beschränkten Wert, da sie einerseits, wie schon erwähnt, nicht auf der Haut, sondern an Modellen erhalten werden und bei Grundlagen verschiedenen Ursprungs (Talcum) (Abb. 1) schwanken, anderseits nur die Wasseraufnahme bei Überangebot von Wasser, aber nicht die viel wichtigere Beeinflussung des Wasserhaushaltes der Haut angeben.

Die Reproduzierbarkeit ist, wie eine große Anzahl von Messungen des einen von uns bestätigen konnte, im Hinblick auf die Geschwindigkeit der Wasseraufnahme gut, zur Beurteilung der aufgenommenen Wassermenge bei manchen Produkten hervorragend, für alle ausreichend. Der Winkel zwischen der Abszisse der Diagramme und der aufsteigenden Kurve ist bei ein und demselben Prüfstoff immer nahezu derselbe. Man kann also sagen: Zinkoxyd nimmt Wasser schnell auf, Talcum langsam. Die Apparatur ist auch in der Lage, die *Ölaufnahmefähigkeit* einer Pudergrundlage zu zeigen. Man mißt hier zweckmäßig bei 37° (im Thermostaten), um die temperaturabhängige Viscosität des Öles unter den auf der Haut vorhandenen Bedingungen beurteilen zu können. Die Resultate sind in der Abb. 2 in gestrichelten Linien angezeichnet, die Wasser-

---

[1] Enslin, O.: Chem. Fabrik **60**, 494 (1933); Freundlich, Enslin, Lindau: Kolloid-Beih. **37**, 6 (1933).

aufnahme durch ausgezogene Striche. Aus dem Bild ergibt sich eindeutig, daß fast alle Pudergrundlagen das Wasser, falls sie es überhaupt aufnehmen, schnell anziehen und nach wenigen Minuten vollgesaugt sind. Die viscosen Öle werden langsam aufgenommen, die Aufsaugung ist nach 15 Minuten noch nicht beendet.

Das Kurvenbild zeigt ferner, daß man an Hand der Diagramme stark wasseraufsaugende Puder etwa aus Kieselgur und Magnesia usta,

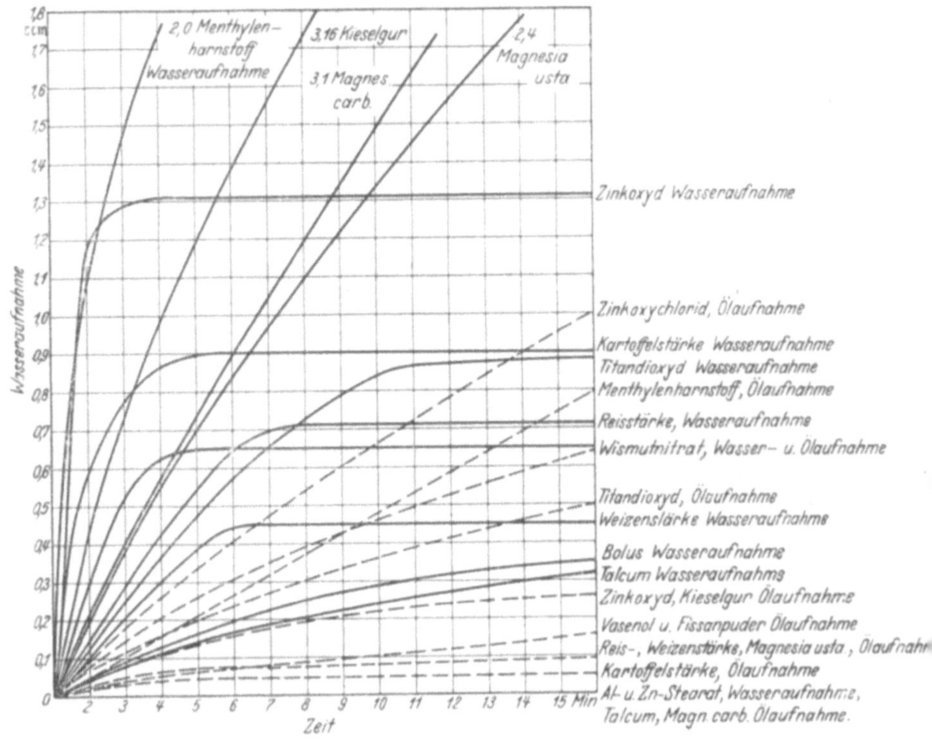

Abb. 2. Wasser- u. Ölaufnahme verschiedener Puder und Puderbestandteile im E n s l i n -Apparat bei 37° gemessen.

schwach wasseraufsaugende aus Talcum und Megnesiumstearat, ölaufsaugende aus Zinkoxychlorid oder Bismutum subnitric. herstellen kann. Die Versuche mit der ENSLIN-Apparatur geben, ähnlich wie die Capillaranalyse bei der Untersuchung der Pflanzenextrakte, auch Anhaltspunkte zur Beurteilung fertiger Puder. Man kann feststellen, in welche Kategorie die Puder gehören, und zusammen mit den Resultaten des üblichen Analysenganges Schlüsse auf den Verwendungszweck ziehen.

Es geht nun nicht, daß bei der Besprechung der einzelnen Puderbestandteile jedesmal Kurven gebracht werden oder auf Abb. 2 verwiesen wird. Die Kurven werden daher durch Angaben der Geschwindigkeit der Aufnahme einerseits und der Menge, die 1 g Substanz in 15 Minuten aufgenommen hat, anderseits, ersetzt. An Stelle der Kurve für die Wasseraufnahme von Zinkoxyd wird dann ein Wasseraufnahmefaktor $W\dfrac{4}{1,3}$ stehen, der besagt, daß diese Substanz in 4 Minuten 1,3 g Wasser aufnimmt. Bei der Ölaufnahme wird der entsprechende Faktor $\ddot{O}\dfrac{15}{0,25}$ lauten, der bedeutet, daß 1 g Zinkoxyd in 15 Minuten 0,25 g Paraffinöl bei 37° aufsaugt. Das hierzu gewählte Paraffinöl hatte nach dem HÖPPLER-Viscosimeter bei 37° eine Viscosität von 80 CP und bei 20° eine solche von 170 CP. Der Zähler hat die Größe 15 oder ist kleiner. Im ersteren Falle heißt dies, daß die Aufsaugung in 15 Minuten abgebrochen wurde und zu dieser Zeit noch nicht beendet war. Ist der Zähler kleiner als 15, so bedeutet dies, daß in der Zahl der Minuten, die der Zähler ausdrückt, die Aufsaugung beendet war. Ein Faktor $W\dfrac{2}{x}$ zeigt also, daß 1 g Puder die volle Wassermenge x bereits in 2 Minuten aufgesaugt hat und dann kein weiteres Wasser aufnimmt, ferner daß die Kurve zu Beginn des Versuches steil ansteigt und nach 2 Minuten waagrecht verläuft.

Die nächste wichtige Angabe, die uns zur Puderbeurteilung dient, ist das *Schüttgewicht*. Darunter ist das Volumen in Kubikzentimetern zu verstehen, das ein Gramm einer Substanz ausfüllt. 1 g Magnesia usta mit einem Schüttgewicht von etwa 8 füllt also 8 ccm Raum aus. Das Schüttgewicht ist vom spezifischen Gewicht, der Art und Größe der Teilchen abhängig.

Ein weiterer Punkt ist die *Absorptionskraft* für Toxine, Farbstoffe u. dgl. Man ermittelt diesen Faktor bei Pudergrundlagen nach ähnlichen Verfahren wie das im DAB 6 für Tierkohle angegebene mit Methylenblaulösung 0,15/100. Die meisten Pudergrundlagen absorbieren nur sehr wenig Farbstoffe, so daß auch Fertigprodukte, wie Vasenol und Fissanpuder, nur wenig Methylenblaulösung entfärben. Die Absorptionskraft ist außerdem weitgehend vom Material abhängig und schwankt z. B. bei verschiedenen Kaolinen so weitgehend, daß sie nicht in Zahlen erfaßt werden kann.

Unter dem *Kühlvermögen* verstehen wir die Eigenschaft verschiedener Puderbestandteile, der Haut mehr oder weniger Kalorien zu entziehen und so eine Kühlwirkung zu verursachen. Das Kühlvermögen ist, wie später eingehend gezeigt werden soll, von der Wärmeleitfähigkeit und Wärmekapazität der gewählten Substanz abhängig und kann nur geschätzt werden.

Die *Haltbarkeit* der Pudergrundlagen ist bei den anorganischen Substanzen meist unbeschränkt, beim organischen Material von verschiedenen Umständen abhängig. Die eine Grundlage kann sich an der Luft verändern, z. B. hygroskopisch sein, die andere in feuchtem Milieu unter dem Einfluß von Bakterien oder chemisch zersetzen, die dritte backt bei Wasserzutritt zu einer Schmiere zusammen.

Die p_H-*Werte* der Gemische von einem Teil Puder und 10 Teilen Wasser wurden mit der Chinhydronelektrode und dem HELLIGE-Potentiometer gemessen. Sie müssen bekannt sein, wenn auch ihr Wert (s. Bd. II, S. 18) nicht überschätzt werden soll.

Die Menge, die auf trockener bzw. feuchter Haut haftet, wurde jeweils auf einer Fläche von 100 qcm durch Wiegen der abgepinselten Teilchen auf einer Torsionswage bestimmt. Sie muß angeführt werden, denn die schönsten sonstigen Eigenschaften können illusorisch werden, wenn der Puder nicht haftet.

Unter *Deckkraft* eines Pigmentes versteht man die Färbungsintensität einer bestimmten Menge. Titandioxyd z. B. besitzt eine bedeutende Deckkraft; schon kleine Mengen sind in der Lage, den Puder selbst und die Haut intensiv weiß zu färben. Zinkoxyd ist hierzu weniger geeignet, Bolus alb. besitzt nur eine sehr geringe Deckkraft. Diese Konstanten, die z. B. mit Hilfe eines Leukometers, einem in der Textilwäsche viel verwendeten Apparat, gemessen werden könnten, exakt zu ermitteln, würde im Rahmen dieses Buches zu weit führen, zumal sie dermatologisch nur beschränkt interessieren und auch kosmetisch nicht gemessen, sondern nur aus der Erfahrung heraus beurteilt werden.

Eine gewisse Beurteilung der *Gleitfähigkeit* eines Puders gestatten die Versuche, die hauptsächlich angestellt werden sollen, um alle die Kombinationen, welche die Streuöffnungen der Dosen verkleben, auszuschalten. Eine leere Puderdose beliebiger Art wird mit 10 g der Prüfsubstanz gefüllt und abwechselnd mit dem Boden gegen die Tischplatte und mit der Streufläche gegen ein Auffanggefäß, das den ausgestreuten Puder aufnimmt, in gleichstarkem Schlagen gestoßen. Die Zahl der Schläge gegen die perforierte Fläche wird gezählt und gibt, sofern man zu allen Prüfungen dieselbe Dose verwendet, ein Maß für die Zeit, in der 10 g verbraucht werden. Die Zahlen sind vom Schüttgewicht abhängig. 10 g Magnesia usta nehmen ein Mehrfaches des Volumens von Zinkoxyd ein. Daneben sind aber auch noch die Teilchengröße, ihre Adhäsion und Ballungsneigung, die ihrerseits von der Feuchtigkeit abhängig ist, beeinflussende Faktoren. Eine Reihe von solchen Zahlen sieht bei Verwendung einer Vasenol-Kinderpuder-Blechdose wie folgt aus (die Zahlen ändern sich bei Verwendung anderer Dosen oder Siebe, ihr Verhältnis zueinander bleibt aber gleich):

Bei Verwendung derselben Dose und einer Substanz aus gleicher Charge sind die Werte reproduzierbar. Sie zeigen, daß Magnesiumsalze infolge ihrer Leichtigkeit von der Luft gebremst werden, so daß besonders lange Zeit bis zum völligen Verbrauch benötigt wird.

Tabelle 1.

Grundlage	Zahl der Doppelschläge
Bolus alb..	33
Kieselgur	140
Magnesia usta	130
Magnesia carb.	180
Zinkoxyd	60
Titandioxyd	45
Calc. praecip.	102
Reisstärke.	30
Kartoffelstärke	32
Weizenstärke	33
Methylenharnstoff	25
Agfa-Grundlagen.	43

Als letzter Faktor sei noch die *Verstäubungsneigung* erwähnt. Sie ist nur bei wenigen Pudergrundlagen ausgeprägt und zum Teil von den Faktoren, die beim letzten Versuch genannt wurden, abhängig. Diese Eigenschaft kann durch einen einfachen Versuch beurteilt werden. Man nimmt eine Puderdose mit 10 g einer Pudergrundlage und trachtet beim Pudern auf einem Papierbogen das Zentrum mehrerer konzentrischer Kreise zu treffen, wobei der Schüttelschlag 10 cm vor Erreichen der Papierfläche abzufangen ist. Dabei wird der Großteil der Masse in die nächste Umgebung dieses Mittelpunktes fallen. Ein Teil wird aber verstäubt und in der Peripherie niedersinken. Man kann nun die Flächen ausmessen und die jeweils gefallenen Pudermengen wiegen. Man erhält auf diese Weise Zahlen, wie sie in folgender Tabelle zusammengestellt sind.

Tabelle 2.

Grundlage	A In einen Innenkreis v. 20 cm ⌀ fallen %	B In den weiteren Kreis v. 40 cm⌀ fallen % (abzügl. A)	C In den äußersten Kreis von 60 cm ⌀ fallen% (abzügl. A + B)	Besonderes
Bolus alb.	100	—	—	
Kieselgur	100	—	—	
Magnesia usta	93,20	5,97	0,8	Rest
Magnesia carb.	92,05	6,99	0,9	verstäubt
Zinkoxyd	99,9	0,1	—	meterweit
Titandioxyd	100	—	—	
Calcium praecip.	100	—	—	
Reisstärke	100	—	—	
Kartoffelstärke	100	—	—	
Weizenstärke	100	—	—	
Methylenharnstoff.	99,8	0,2	—	
Agfa extra	100	—	—	
Agfa spezial	100	—	—	
Talcum	99,99	0,01	—	

Die Aufstellung zeigt, daß nur die Magnesiumsalze verstäuben, die anderen Grundlagen besitzen diese Eigenschaft nicht oder nur in geringem Grade.

Alle diese Konstanten und sonstigen in Zahlen nicht ausdrückbaren Eigenschaften der Puderbestandteile, wie die Gleitfähigkeit, die rein empirisch gefunden werden muß, ermöglichen es uns, Puder, die einem bestimmten Zweck dienen sollen, zu kombinieren. Sie sollen daher jeweils in den nun folgenden Abschnitten angeführt werden.

1. Anorganische Produkte.

Die bekannteste Substanz in dieser Gruppe ist das *Talcum*, Talcum venetum, fein gepulvertes Magnesiumpolysilicat, das hochfeuerfest und in Wasser und Säuren nahezu unlöslich ist. Es fühlt sich fettig an und macht die Haut gleitend. Die Faktoren $W\frac{15}{0,4}$ und $Ö\frac{\infty}{0}$ sagen aus, daß 1 g Talcum in 15 Minuten 0,4 g Wasser und auch in längster Zeit überhaupt kein Öl aufsaugt, daß also die von PERUTZ[1] zitierte Ansicht, Talcum besitze ein besonders starkes Bindevermögen für Öle und Fette, nicht zutrifft, sie bedeuten aber nicht, daß Talcum mit Öl und Fett nicht etwa *passiv* gemischt werden kann.

Das Schüttgewicht beträgt 1,4, die Haltbarkeit ist unbeschränkt. Die Oberflächenabsorptionskraft ist sehr gering. Das p_H der Puder-Wasser-Mischung ist 7,3. Auf trockener Haut (100 qcm) haften 25 mg, ohne Kühlwirkung auszuüben, auf feuchter Haut 100 mg. Scharfkantige Stücke und Schollen, die nach BASSITA[2] zu Reizungen führen können, sind durch Mahlen und Sieben leicht auszuschalten.

Eisenhaltiges Talcum rötet sich bei Zusatz von Salicylsäure und carbonathaltiges Talcum entwickelt mit Säuren Kohlensäure, die ihrerseits zu Volumenvermehrung führt. Da die Carbonate außerdem alkalisieren, müssen derartig unreine Produkte ausgeschaltet werden. WALLRABE und SCHARTNER[3] haben daher Prüfungsvorschriften, die über diejenigen des DAB 6 hinausgehen und derartige Verunreinigungen ausschließen, ausgearbeitet. Sie lassen mit Salicylsäure auf Eisen prüfen und titrieren den Carbonatgehalt.

KUNZ-KRAUSE[4] weist weiter darauf hin, daß eine andersgeartete Rotfärbung des Talcums durch geschöntes Vaselinöl, dessen Methylorangezusatz durch die Säurewirkung des Talcums in Rot umschlägt, auftreten kann. Hier ist natürlich das Talcum für die Färbung nicht verantwortlich, und das Öl ist abzulehnen. Nach EJDERMAN und BALJUK[5] kann man den Talcum- und Kaolingehalt der Puder schnell analytisch bestimmen, indem man Mg und Al als Oxychinolate fällt. Die MgO-Menge mit 3,155 multipliziert ergibt den Talkgehalt, die Al_2O_3-Menge mit 2,531 multipliziert den Kaolingehalt der Proben.

Bolus alba, Kaolin, ist natürlicher eisenfreier Ton, eine für pharmazeutische Zwecke chemisch gereinigte, im wesentlichen aus kristallwasserhaltigen Aluminiumsilicaten (99,8 %) bestehende Pudergrundlage, die nach der bisherigen Ansicht gut austrocknen soll. $W \frac{15}{0,34}$, $Ö \frac{15}{0,17}$, p_H der Puder-Wasser-Mischung um 6,8 — je nach der Sorte schwankend —, Schüttgewicht 1,6. Auf 100 qcm trockener Haut haften 12 mg, auf feuchter Haut 48 mg. Die Haltbarkeit ist unbeschränkt, die Absorptionskraft von der gewählten Sorte weitgehend abhängig und jedesmal zu bestimmen, in den meisten Fällen ist sie gering.

Bolus rubra ist chemisch und physikalisch dem weißen Kaolin gleich, enthält aber Spuren von Eisen, die ihm die rote Farbe verleihen. Durch diese Tönung kann er dort verwendet werden, wo weiße Pulver die Haut zu auffallend färben.

---

[1] PERUTZ: Im Handbuch der Haut- und Geschlechtskrankheiten **5**. 1.

[2] BASSITA, zit. in PERUTZ: Handbuch der Haut- und Geschlechtskrankheiten **5**, 1.

[3] WALLRABE u. SCHARTNER: Dtsch. Apoth.-Ztg **1933**, 571.

[4] KUNZ-KRAUSE: Dtsch. Apoth.-Ztg **144**, 1 (1933).

[5] EJDERMAN u. BALJUK: Öl- u. Fett-Ind. (russ.) **16**. 5/6 (1940).

Terra silicea, Kieselgur, ein grobes Pulver, besteht aus den Panzern der Diatomeen und ist geglüht praktisch reines Kieselsäureanhydrid. $W\dfrac{15}{3,16}$, $Ö\dfrac{15}{0,25}$, p_H 7,35, Schüttgewicht 4,9. Auf 100 qcm trockener Haut haften 12, auf feuchter Haut 50 mg. Kieselgur kann auf der Haut Scheuern und Brennen und Jucken verursachen. Es ist unbeschränkt haltbar und oberflächenaktiv (mehr oder weniger je nach Sorte).

Magnesia usta, Magnesiumoxyd, ein sehr leichtes weißes Pulver, hat ein Schüttgewicht von 8,3. Der Faktor $W\dfrac{15}{2,4}$ ist groß, der Faktor $Ö\dfrac{15}{0,09}$ gering. Das p_H der Pudermischung beträgt 5,45. Auf 100 qcm trockener Haut haften 2, auf feuchter 15 mg. Die Haltbarkeit ist unbeschränkt. Oberflächenaktivität ist keine vorhanden. Magnesia usta kühlt, auf die Haut gebracht, gut.

Magnesium carbonicum ist ein basisches Carbonat, das mit seinem Schüttgewicht von 7,9 ähnlich leicht wie die vorhergehende Verbindung ist. Sein Faktor $W\dfrac{15}{3,1}$ ist noch höher wie der von Magnesia usta, die Ölaufnahme $Ö\dfrac{15}{0,09}$ gleich niedrig. Auf 100 qcm trockener Haut haften nur Spuren, auf feuchter Haut 20 mg Substanz, die durch einen weichen Pinsel abgestaubt werden kann. Das p_H der Wassermischung ist 5,72. Magnesiumcarbonat ist haltbar und besitzt keine Oberflächenaktivität. Es gibt, kosmetischen Pudern zugesetzt, den begehrten „pfirsichfarbigen Samtton". Ihm ähnlich, aber teuer sind die äquivalenten Beryllium- und Zirkonverbindungen. Sie alle werden in der Kosmetik als Duftstoffträger mit dem Parfüm vermengt der Puderkomposition zugefügt.

Zincum oxydatum, Zinkoxyd, kommt in den verschiedenen Marken in den Handel. Das Arzneibuch definiert das Zincum oxydatum crudum genau, so daß dieses Produkt, das als Puderbestandteil fast ausschließlich verwendet wird, bestimmten Anforderungen genügen muß — $W\dfrac{4}{1,5}$, $Ö\dfrac{15}{0,25}$. Zinkoxyd reagiert schwach alkalisch, p_H 7,4. Auf 100 qcm trockener Haut haften 12, auf einer gleichgroßen feuchten Hautfläche 27 mg. Schüttgewicht 2,7. Es besitzt keine Oberflächenaktivität. Der basische Charakter des Zinkoxyds wirkt sich in vielen Fällen günstig aus, da dadurch übelriechende Säuren, meist niedere Fettsäuren, neutralisiert werden. Zinkoxyd ist außerdem ein mildes Desinfiziens und wirkt, wie Borg und Haxthausen[1] formulieren, „schwach katalytisch".

Titandioxyd hat wegen seiner größeren Deckkraft und vollkommenen Indifferenz das Zinkoxyd in der Kosmetik vielfach verdrängt, spielt aber in der Pharmazie zu Unrecht noch keine Rolle. $W\dfrac{11}{0,86}$, $Ö\dfrac{15}{0,5}$, p_H 7,12. Auf trockener Haut haftet das Oxyd nicht, auf 100 qcm feuchter Haut 70 mg. Schüttgewicht 1,4.

---

[1] Janistyn: Taschenbuch der modernen Parfümerie und Kosmetik. Stuttgart: Wiss. Verlags-Ges. 1942.

Barium sulfuricum ist ein indifferenter Bestandteil mancher kosmetischer Puder, insbesondere der „Kompakte". Dermatologisch spielt das Salz keine Rolle, so daß wir von der Angabe von Konstanten absehen können.

Strontiumsulfat ist nach JANISTYN[1] in Kompakten dem sonst üblichen Bariumsulfat vorzuziehen. Dermatologisch liegen auch über dieses Salz keine Erfahrungen vor.

Calcium sulfuricum, Gips, dient vorwiegend als Grundmasse zu den heute selten hergestellten gegossenen Pudersteinen.

Creta alba, der natürliche kohlensaure Kalk, gemahlene Kreide, wird in medizinischen Pudern (und auch in Zahnreinigungsmitteln) nur selten verwendet, in der Kosmetik braucht man sie zum „massieren". Pharmazeutisch zieht man meist den präcipitierten Kalk, das durch Kohlensäure künstlich gefällte Produkt, das feinkörnig und gleichmäßig ist, vor. Es zeigt eine Wasseraufnahmefähigkeit von $W\frac{15}{0,4}$. Für kosmetische Zwecke bringt eine englische Firma mehrere Sorten in den Verkehr.

Galmei, natürliches Zinkcarbonat und Silicat, ist eine seltene Pudergrundlage, der man die Eigenschaft, besonders stark auszutrocknen, zuschreibt. Es deckt weniger als Zinkoxyd, adstringiert aber stärker (JANISTYN[1]).

Aluminiumoxyd wird in der Kosmetik verwendet. Es ist rein weiß und haftet gut auf der Haut. Ähnliche Eigenschaften soll nach einer Patentanmeldung auch das basische (unlösliche) Aluminiumsulfat haben.

Ähnliche Eigenschaften hat *Aluminiumhydroxyd.* Sowohl diese Grundlage als auch die vorerwähnte adstringieren und gehören mehr zu den Wirkstoffen als zu den indifferenten Grundlagen.

Die indifferenten oder nahezu indifferenten anorganischen Puderbestandteile sind im Vorhergehenden besprochen. Die Wismutsalze, die Borsäure und andere Stoffe sind nicht zu den Pudergrundlagen, die je nach dem Zweck des Puders zugefügt werden, sondern zu den Wirkstoffen zu rechnen. Sulfide sind als Grundlagen zu vermeiden.

2. Organisch-anorganische Produkte.

Hierzu gehören die Metallsalze organischer Säuren, meist *Aluminium-, Magnesium-* oder *Zinksalze* der *Fettsäuren* mit 11—18 Kohlenstoffatomen. Sie bilden auf Grund gemeinsamer Eigenschaften eine Gruppe für sich, fühlen sich fettig an, geben der Haut einen matten Schimmer und kühlen, obwohl sie weder Wasser noch Öl aufnehmen, sehr gut. Man kann deshalb keinen Wasser- oder Ölaufnahmefaktor und kein p_H für diese Salze, die nicht dissoziieren, angeben. Die Zahlen für die Haftfestigkeit auf der Haut sind folgende:

Al-Stearat   auf 100 qcm trockener Haut 24 mg, feuchter Haut 31 mg,
Zn-Stearat   ,, 100 qcm   ,,   ., 25 mg, ... 30 mg,
Zn-Undekanat ,, 100 qcm   ,,   ,, 24 mg,   .,   .. 51 mg.
Das Schüttgewicht von Al-Stearat   beträgt 5,4,
     ,,   ,,   .. Zn-Stearat   ,. 4,7,
     ..   ,,   ., Zn-Undekanat   ,, 4,5.

[1] Siehe Fußnote S. 8.

Die Agfa stellt zwei Pudergrundlagen her, nämlich Agfa-Puderbasis Z extra und Agfa-Puderbasis spezial. Das erstere Produkt ist ein reines undekansaures Zink, das letztere eine Mischung dieses Salzes mit Stearat. Die Puderbasis Z extra besitzt ein auffallend gutes Gleitvermögen, das sich beim Verreiben günstig auswirkt, das Zinkstearat hingegen „bremst" geradezu, ist aber viel billiger. Die Puderbasis Z spezial nun hat den Preisvorteil des letzteren und durch den Zusatz die günstigen Eigenschaften des ersteren Produktes, so daß beide die Haut gleitend machen, gut haften und die Haftfestigkeit der Zusätze erhöhen. Kosmetischen Pudern werden beide Grundlagen zu 3—10%, meist zu 5% zugefügt. Größere Zusätze sind zu vermeiden, da derartige Puder stark stäuben. Der Zinkstearatstaub darf nicht eingeatmet werden (s. Bd. I, S. 236). — Interessant ist das D.R.P. 703129, es läßt, um Feinheit und Deckkraft der Puder zu erhöhen, Stearate auf Talcum niederschlagen. Man löst das Zinkstearat in Xylol, behandelt damit Talcum und filtriert nach dem Erkalten ab.

3. Organische Substanzen.

Unter den organischen Puderbestandteilen sind die Stärken am wichtigsten. An erster Stelle steht die

Reisstärke, Amylum oryzae, die ein feines kantiges Korn von 4—5 μ Durchmesser besitzt. Sie zeigt den $W \dfrac{8}{0,7}$ und den $\ddot{O} \dfrac{15}{0,09}$, ein p_H von 6,5 und ein Schüttgewicht von 1,5. Auf 100 qcm trockener Haut haften 25 mg, auf feuchter 60 mg. Die Oberflächenaktivität ist bei dieser und den anderen Stärken gering.

Kartoffelstärke, Amylum solani, ist exzentrisch geschichtet und grobkörniger, denn die einzelnen Teilchen weisen einen Durchmesser von 100 μ auf. Ihr $W \dfrac{6}{0,09}$ und $\ddot{O} \dfrac{15}{0,05}$, das p_H von 6,5 sowie das Schüttgewicht von 1,2 sind den Konstanten der Reisstärke recht ähnlich. Ihr Haftvermögen auf der Haut ist bedeutend höher als das der anderen Stärken. Auf 100 qcm trockener Haut haften 120 mg, auf feuchter 270 mg.

Weizenstärke, Amylum tritici, hat $W \dfrac{6}{0,45}$ und $\ddot{O} \dfrac{15}{0,09}$, ein p_H von 6,4 und ein Schüttgewicht von 1,5. Hierin und in den Mengen, die auf der Haut haften, ist sie der Reisstärke vollkommen gleich. Sie besteht aber aus verschieden großen Körnern, kleinen von 5—7 μ und großen linsenförmigen von zirka 30 μ Durchmesser.

Seltener verwendete Stärken sind die *Marantha-, Buchweizen-* und *Bohnen*stärke. Die Buchweizenstärke soll der kosmetischen Literatur zufolge die beste Pudergrundlage dieses Sektors sein. Pharmazeutisch ist sie ungebräuchlich.

Alle Stärken haben den Nachteil ihrer Zersetzlichkeit gemeinsam, sie sind daher aus den medizinischen Pudern weitgehend verdrängt worden. Dies zeigen schon einfache Versuche, wie die Glührückstands bestimmungen, die mit Markenpudern durchgeführt werden und 95 bis 100% der Einwaage ergeben, d. h. 95—100% der Puder sind anorganisches glühbeständiges Material und kein verbrennbares Kohlehydrat.

Die Pharmazie und die Kosmetik haben die Kartoffelstärke abgelehnt und die Reisstärke vorgezogen. Der Grund hierfür dürfte in der Kornstruktur liegen, denn die Differenzen in den Konstanten allein rechtfertigen nicht die bedeutenden Unterschiede, die auch wir bei Simultanversuchen fanden. Träger akuter Dermatitiden sagten übereinstimmend aus, daß die Reisstärke bedeutend angenehmer wirke, besser kühle, eine Beobachtung, die auch durch die Kontrolle des klinischen Bildes bestätigt werden konnte.

An Stelle der Stärken werden in manchen Fällen auch die *Mehle* verwendet, die den ersteren aber nicht gleichwertig sind.

Die echte **Mandelkleie,** die gepulverten entölten Preßkuchen der Mandelölpressung, sind selten gebrauchte Puderbestandteile. Die Mandelkleie ist aber ein beliebtes Reinigungsmittel, da sie, im Überschuß angewendet, Fett aufsaugt und emulgiert.

Kunstharzmassen. Die bisherigen Kunstharzpuder haben sich nicht besonders durchgesetzt, da es sich meist um gemahlene Produkte, weiße Pulver ohne besonders charakteristische Eigenschaften handelte, Stoffe, die eben anfielen, und die, wie man hoffte, in der Pharmazie oder wenigstens der Kosmetik untergebracht werden können. Kunststoffpulver, die eigens zur Puderbereitung hergestellt wurden, kannte man noch nicht. Ein Harnstoff-Formaldehyd-Kondensationsprodukt, das unter besonderen Bedingungen ausgefällt in Form eines mikrokristallinen Pulvers herstellbar ist, dürfte Aussicht auf größere Verwendung besitzen, da es in manchen Eigenschaften weit über die anderen Trockenpuderbestandteile hinausragt. Seine Faktoren $W\frac{3,5}{2,0}$ und $\ddot{O}\frac{15}{0,8}$ zeigen seine starke und schnelle Wasser- bzw. Ölbindung. Das Schüttgewicht beträgt 2,6. Es ist chemisch indifferent und verhält sich auf der Haut wie ein anorganischer Bestandteil, haftet aber fester und in größerer Menge. Die Masse ist nicht oberflächenaktiv und reagiert schwach alkalisch ($p_H = 8$). Dies ist bei ihrer nahezu vollkommenen Unlöslichkeit ohne jede Bedeutung. Ob sich die Einführung lohnt, wird von wirtschaftlicher Seite zu klären sein.

Lykopodium ist ein früher sehr geschätzter Puderbestandteil, der jetzt meist durch Ersatzstoffe substituiert wird, da nicht genügend Material beschafft werden kann. Die Bärlappsporen sind dreiseitige Pyramiden von 30—35 μ Durchmesser mit konvex gewölbten Basen. Die Grundfläche ist vollständig, die anderen Flächen sind bis nahe an die Kanten von einem Netzwerk von Leisten bedeckt, die 5—6eckige Maschen bilden. Das Ganze ist mit einem eingesunkenen, mit Wasser nicht benetzbaren Häutchen überzogen. Diese äußeren Eigenschaften der Pulverkörnchen, die häufig durch Koniferenpollen und Schwefelstaub verfälscht werden, bedingen die wasserabstoßende Wirkung des Lykopodiums, seine Gleitfähigkeit (Pulvis fluens), welche den Puder lockerer und fließender werden läßt. Die Droge wird nicht von allen

Patienten reizlos vertragen und deshalb und auf Grund der geringen Beschaffungsmöglichkeit häufig durch ein Ersatzprodukt, dessen Vorschrift UNNA angab, substituiert. Er läßt 98 Teile Kartoffelstärke mit einem Teil Karnaubawachs umhüllen und einen weiteren Teil Magnesiumcarbonat zufügen. Paraffin kann an Stelle des Karnaubawachses nicht genommen werden, da es zu klebrig ist und einen zu niedrigen Schmelzpunkt aufweist, wohl aber das hochschmelzende, sehr harte IG-Wachs Z, das als Imprägnierungsmittel für Trinkbecher aus Papier allgemein bekannt ist. Die Eigenschaft des Lykopodiums, weiterzurollen, beruht nicht auf dem Fettgehalt, sondern nur auf der kugeligen Gestalt und dem oben geschilderten Häutchen. Das Fett ist innerhalb des Häutchens eingeschlossen und kann nicht in Aktion treten. Würde es diffundieren, so wäre die Gleitfähigkeit aufgehoben, da das Öl die Körner verkleben würde.

Gepulverte Drogen sind als Pulverbestandteil ebenfalls in Gebrauch. *Salbeiblätterpulver* z. B. wird in geringen Mengen zugesetzt, hält die Pudermasse locker und soll durch seinen Gerbstoff- und ätherischen Ölgehalt wohl auch therapeutisch wirken. Inwieweit dies der Fall ist, wurde noch nicht geprüft. Das *Eibischblätterpulver* quillt im Sekret und scheint zugesetzt zu werden, um die Haftfestigkeit auf sezernierender Haut zu fördern. Als drittes Drogenpulver sei noch das der *Iriswurzeln* erwähnt. Es besteht vorwiegend aus Stärke, enthält aber auch Zellwandfragmente und Raphiden (Ca-Oxalatkristalle) und kann deshalb und durch die Duftstoffe zu Reizungen führen. Es wird in älteren Puderrezepten verhältnismäßig häufig erwähnt und wegen seines Jonongehaltes (Veilchenaroma) als Parfümträger angewendet.

Die drei Drogenpulver sind heute nahezu obsolet. Dies gilt aber nicht von allen Pflanzenpulvern, denn die *Eichenrinde* ist nicht nur der Hauptbestandteil, sondern nahezu der alleinige Träger der Wirkung des Frekasanpuders, der in Bd. II, S. 34 eingehender besprochen wird. Auch *Rathaniawurzelpulver* von einer tropischen südamerikanischen Papilionate wird angewendet. Es verursacht wie das Iriswurzelpulver und das Lykopodium bisweilen Allergien. Diese Eigenschaften sind den meisten Ärzten unbekannt, so daß mitunter an alles, nur nicht an Reizungen durch eine Komponente des verwendeten Puders gedacht wird.

4. Farbstoffe der Puder.

Es kann erwünscht sein, einen Puder, der auf unbedeckter Haut zur Anwendung kommt, zu färben, um ihn unsichtbar zu machen, der Haut die „kalkige Note" zu nehmen. Medizinische Puder werden deshalb mit Bolus rubra getönt. Daneben sind noch Ocker und gebrannte Siena im Gebrauch.

Die Kosmetik hat ein wesentlich weiteres Repertoire. Für rosa und rote Tönungen werden Erythrosin, Phloxin, Gelb- und Braunlacke angewendet. Auch Cadmiumsulfid, Eosin, Ultramarin, Kobaltblau, also lösliche und unlösliche Farben verschiedenster Herkunft und auch Lacke stehen im Gebrauch.

5. Pudergrundlagen der Industrie.

Hier sollen die Pudergrundlagen, die von pharmazeutischen Fabriken hergestellt und ohne Medikamentenzusatz als indifferente Puder, mit Zusätzen als Wirkstoffträger herausgebracht werden, besprochen werden.

Vasenolpuder sind anorganische, talcumreiche, überfettete Puder, die gleitfähigmachende (Talcum) und absorbierende Stoffe (Zinkoxyd, Titandioxyd und kolloide Kieselsäure) enthalten. Dieses Gemenge wird mit Vasenol, einem Gemisch von Cholesterin, dessen Fettsäureestern, Phosphatiden und Vaselin beladen. Vasenol ähnelt physikalisch (es nimmt 500% Wasser auf, schmilzt bei 35°) und chemisch dem Hautfett. Der Vasenolpuder wird insbesondere auch bei Hyperhydrosis (MARESCH[1]) empfohlen.

Die *Fissanpuder* der Milchwerke Zwingenberg bestehen aus drei Komponenten, dem anorganischen Siliciumdioxyd in Form von Kieselgur als Trägersubstanz, dem Fissankolloid einer Kieselfluorverbindung als Körper, der die Oberfläche vergrößert, und dem labilen Milcheiweiß, dem die Wirkung vorwiegend zugeschrieben wird (HESEMANN[2]). Es handelt sich hierbei um ein Produkt, das auf S. 62 des ersten Bandes eingehend beschrieben wurde. Der geringe Zusatz „Labilin" scheint therapeutisch hinreichend zu wirken, denn weitaus der größte Teil der Fissanpuder ist glühbeständig, also aus anorganischem Material zusammengesetzt. Das basische Fissan-Kolloid hingegen mit $W\,\dfrac{15}{14}$ ist der Quantität nach Nebenbestandteil, der Qualität nach Hauptbestandteil. Es wird als enorm leichte Masse (Schüttgewicht 20—25), die auch lufttrocken bedeutende Mengen Wasser enthält und weitere Mengen, ohne naß zu werden und zu verklumpen, aufnimmt und außerordentlich oberflächenaktiv ist, beschrieben (HESEMANN[3], POLLAND[4]). Es überzieht gemeinsam mit dem Labilin die Diatomeen. Die Wasseraufnahme $W\,\dfrac{15}{3,16}$ und die Ölaufnahme $\ddot{O}\,\dfrac{15}{0,25}$ des Kieselgurs wird dadurch zwar herabgedrückt, die günstigen therapeutischen Eigenschaften werden aber anscheinend nicht verändert, denn FREUND[5], JANUSCHKE[6], HEGDOLPH[7] u. a. haben die Präparate mit Erfolg verwendet.

Als Pudergrundlage wird Fissan mit Schwefel, Ichthyol und Silber-Tannin kombiniert. Auf diese Produkte wird in den speziellen Kapiteln einzugehen sein.

Dialonpuder ist auf Talcumbasis aufgebaut und enthält Borsäure, Thymol und eine „Spezialsalbengrundlage", anscheinend ein Produkt, das dem Unguentum Diachylon ähnlich zusammengesetzt ist.

[1] MARESCH: Therapeutische Mitteilungen der Vasenolwerke.
[2] HESEMANN: Fette u. Seifen **49**, 1 (1942).
[3] HESEMANN: Therapie der Gegenwart **2** (1938).
[4] POLLAND: Wien. med. Wschr. **1931**, 1.
[5] FREUND: Med. Klin. **1930**, 27.
[6] JANUSCHKE: Münch. med. Wschr. **1928**, 43.
[7] HEGDOLPH: Med. Welt **1931**, 30.

6. Gemischte Puder.

UNNA hat die mineralischen Puder in stark wasseranziehende und in fettaufsaugende unterteilt und hoffte durch Mischung verschiedener Komponenten wechselnde Effekte zu erzielen. Talcum ist daher als Massagepuder und pulverförmiges Gleitmittel nahezu die einzige Substanz, die bisweilen unvermischt verwendet wird. Alle anderen Grundlagen sind nur Bestandteile gemischter Puder, welche die Wirkung der einzelnen Komponenten gemeinsam aufweisen sollen. Genau so ist es ja bei den Salben, die nur selten aus einer einzigen Grundmasse bestehen.

Wir müssen nun wissen, inwieweit die einzelnen Puderbestandteile auch in dem Verhältnis auf der Haut liegen bleiben, in welchem die Komponenten zusammengemischt wurden. Es zeigte sich doch, daß Stärke in ganz anderen Dosen auf der trockenen Haut haftet als z. B. Titandioxyd. Verdrängt nun die Stärke das Titandioxyd oder ziehen beide in dem Verhältnis auf, in dem sie gemischt wurden? Die Frage kann nur durch Versuche beantwortet werden, die folgendermaßen angestellt wurden: 5 Mischungen aus je einem brennbaren und einem nichtbrennbaren Bestandteil wurden wie bei den Versuchen zur Klärung der Menge des haftenden Puders durch eine Schablone, die 100 qcm Haut freiließ, auf trockene und feuchte Haut gepudert. Der Überschuß wurde sofort bzw. nach dem Trocknen abgeklopft und der haftende Rest abgepinselt, gewogen, geglüht und zurückgewogen. Der Schwefel und die Stärke verbrennen, so daß der Glührückstand das halbe Gewicht des abgepinselten Puders betragen muß, sofern beide Komponenten zu gleichen Teilen aufziehen. Die Versuche ergaben nun folgendes:

Tabelle 3.

Art des Puders	Gewichtsanteil des Glührückstandes in %	
	Trockene Haut	Feuchte Haut
Talcum Schwefel $\overline{aa}$ 5	30	40
Weizenstärke TiO_2 $\overline{aa}$ 5.	50	45
Schwefel ZnO $\overline{aa}$ 5.	45	50
Magnes. usta Schwefel $\overline{aa}$ 5	60	25
Magnes. usta Weizenstärke $\overline{aa}$ 5	20	25

Die Aufstellung zeigt, daß von den Pudern, die 1:1 gemischt wurden, auf die Haut nicht jeweils dieses Verhältnis der Komponenten aufzieht, sondern daß die Menge schwankt. Ursachen hierfür dürften Differenzen im Schüttgewicht und die verschiedene Haftfestigkeit sein. Bei der Großherstellung von Pudern wird es daher nötig sein, ähnliche Versuche wie die oben angedeuteten durchzuführen, um einen Anhaltspunkt zu finden, der die richtige Zusammensetzung der Puder gewährleistet.

Indifferente Puder. Im allgemeinen ist die Wirkung indifferenter Puder ein physikalisch-chemisches Problem. Man nimmt an, daß die Hornschicht entfettet wird. Die nachrückenden Sekrete finden nur geringen Widerstand und strömen deshalb schneller, wodurch eine Steigerung der normalen Wasserverdunstung erfolgt (PERUTZ[1]). Wir werden auf diese Annahme in späteren Abschnitten S. 20 und S. 24 noch zurückkommen. Jedenfalls ist die Wirkung indifferenter Puder vorwiegend eine adsorptive. Beim Aufstreuen entsteht ein disperses System, das, sofern capillaraktive Substanzen zugegen sind, lokale Konzentrationsänderungen verursacht. Diese Störung ist vom Bestreben der Haut, die Änderungen auszugleichen, gefolgt. Es kommt zur Diffusion, also zur Erscheinung, die für die Wirkung der medikamentösen Puder Voraussetzung ist. In welcher Größenordnung sich die aufgenommenen Wassermengen bewegen, sollen einige Versuche zeigen, denn die Wasseraufnahmefähigkeit einer Puderschicht auf der Haut bzw. auf einer trockenen Glasplatte wurde bisher noch nicht geprüft, alle bisherigen Ergebnisse wurden an Modellen gewonnen. Es war daher interessant, im Vakuum getrocknete Puder auf 100 qcm großen Glasplatten und auf gleichgroße Hautflächen aufzustreuen, 15 Minuten darauf zu belassen und die Wasseraufnahmefähigkeit durch Wiegen der abgepinselten Pudermengen — sofort und nach erfolgter Trocknung — zu kontrollieren. Auf ein Gramm Substanz gerechnet nimmt fast jeder Puder Wasser auf. Verschiedene Puder ziehen auf der Glasplatte mehr Wasser an sich als auf der Haut der Versuchsperson, deren Unterarm trockene Haut aufwies.

Die Ursache hierfür mag in der Temperaturdifferenz zwischen der zimmerwarmen Glasplatte (22°) und der wärmeren Haut (35°) gelegen sein. Jedenfalls ist die wasseraufnehmende Wirkung der Puder auf der Haut sehr gering und bewegt sich in Milligrammdosen wie die nebenstehende Tabelle zeigt.

Tabelle 4.

	Menge	Wasseraufnahme	
		auf der Haut	auf Glasplatten
	g	g	g
Reisstärke.	1	0,016	0,05
Kartoffelstärke . .	1	0,062	0,018
Weizenstärke . . .	1	0,012	0,07
Bolus.	1	0,003	0,003
Kieselgur	1	0	0,030
Magnes. usta . . .	1	0,005	0,035
Magnes. carb. . . .	1	0,04	0,02
Zinkoxyd	1	0	0,009
Titandioxyd. . . .	1	0,01	0,0015
Stearate	1	0,003	0,005

7. Puder mit Medikamentenzusätzen.

Allgemeines. Auch über diese Arzneiform sollen, bevor auf Einzelheiten eingegangen wird, einige allgemeine Gesichtspunkte besprochen werden. Wir wissen, daß Schwefel, Ichthyol, Teer, Zinkoxyd in Pudern, wenn auch anders als aus Salben heraus, wirksam sind. Farbstoffe, ätherische Öle können in Pudern Nebenwirkungen verursachen, sind also auch — im weiteren Sinne wenigstens — wirksam. Der Nachweis, wie weit die Wirkung geht, kann klinisch empirisch erbracht werden. An Modellversuche wurde noch kaum herangegangen. Es sollen daher,

---

[1] PERUTZ: Handbuch der Haut- und Geschlechtskrankheiten 5, 1.

ähnlich den Versuchen zur Klärung der Salbenresorption, einige experimentelle Prüfungen beschrieben werden. Sie sollen klären, ob das Medium auf die Wirkung einen Einfluß hat oder ob es gleichgültig ist, diese oder jene Pudergrundlage zu verwenden. Bei manchen Salben, z. B. bei Salicylsalben, fand man lokal keine wesentliche Differenz, ob man die Säure in Vaselin, Öl/Wasser oder Wasser/Öl-Emulsionen verarbeitet. Die Resorption ist aber nach den eingehenden Untersuchungen von MONCORPS[1] vom Medium ganz außerordentlich abhängig und kann, bei gleicher Konzentration, aus dem einen Medium heraus 40mal größer sein als aus einem anderen Milieu.

Bei den Salben haben wir den *Wert der Modellversuche* überall dort gering veranschlagt, wo die gesunde trockene Haut behandelt wird, ein Milieu, das durch Modelle nicht nachgeahmt werden kann. Bei der Schleimhautbehandlung, bei der Wundpflege und sonst beschädigter Haut gibt die Modellprüfung aber gute Hinweise zur Wahl der besten Grundlage. Ähnliche Verhältnisse können wir auch bei Pudern erwarten. Ein Tanninpuder zum Beispiel, der im Modellversuch versagt, wird auch auf Brandwunden nicht in der Lage sein, einen Schorf zu bilden; ein Farbstoffpuder, der Gelatineblöcke nicht färbt, wird auch auf der feuchten Haut nicht in der Lage sein, seinen Wirkstoff zur Diffusion, zur Voraussetzung der Wirkung, zu bringen.

Unsere Modellversuche wurden in verschiedenen Arbeitsanordnungen vorgenommen. Die interessantesten seien kurz beschrieben:

3proz. Gelatinelösung wurde in Bechergläsern von 40 ccm Fassungsvermögen und einem Durchmesser von 3,5 cm erstarren gelassen. Die Gallerte, die als Modell dient und bei genügend Kontakt in der Lage ist, aus dem Puder den Wirkstoff herauszuziehen, d. h. herausdiffundieren zu lassen, wurde, sofern die Wirkstoffe gefärbt waren, unbehandelt gelassen. Wo dies nicht der Fall war, wurde sie mit Spuren von Chemikalien versetzt, die mit dem Medikament gefärbte Niederschläge bilden. Eisenchlorid z. B. zeigte das Eindringen von Tannin- und Salicylsäure außerordentlich intensiv.

Nachstehend werden die Resultate einiger der Versuchsreihen in Schaubildern gebracht.

Abb. 3 zeigt, wieweit *Methylenblau* aus verschiedenen Pudergrundlagen, hier Substanzen genannt, in die Gelatineblöcke hineindiffundierte. Die Diffusion wurde nach dem Fortschreiten der blauen Zonen in der Gelatine beurteilt und nach 1, 2, 3 und 24 Stunden abgelesen. Aus dem Bild ist zu ersehen, daß Zinkoxyd, Methylenharnstoff, Talcum und Kieselgur und deren Mischungen gute, Titandioxyd und Reisstärke mäßige und Bolus sowie Aluminiumstearat ungeeignete Medien sind. Die Kartoffelstärke hat Wasser aus der Gelatine herausgesogen, diese aber nicht gefärbt, sie ist also im Sinne der Therapie mit wasserlöslichen Medikamenten unbrauchbar.

Abb. 4 stellt denselben Versuch mit *Tanninpudern* dar. Die Gelatine war mit Eisenchlorid absichtlich verunreinigt, so daß ein diffundierendes Tannin schwarze Fällungen (Tinte) bildet. Wir sind uns bei dieser

---

[1] MONCORPS: zit. in „Salben und Salbengrundlagen".

Versuchsanordnung der Fehlerquellen, die durch die Reaktion Eisensalz $\rightleftharpoons$ Tannin auftreten, bewußt, glauben die Resultate aber doch bringen zu können, da der Effekt für die Brauchbarkeit der Anordnung spricht. Das Bild zeigt bei gleicher Anordnung der Kästchen, daß die

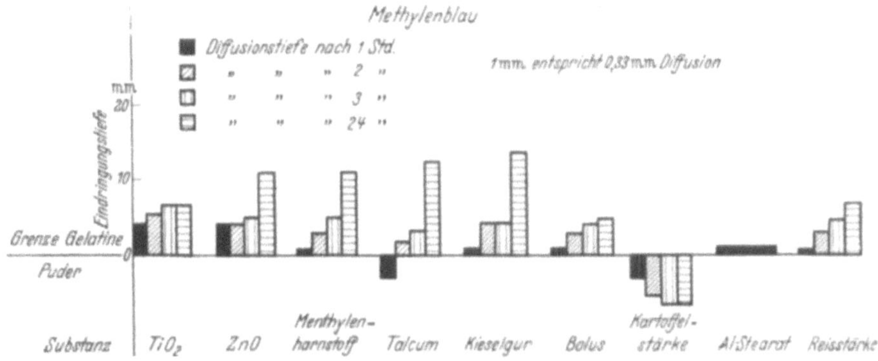

Abb. 3. Diffusion von Methylenblau aus Pudern in Gelatine.

Verhältnisse hier wesentlich anders liegen. Zinkoxyd und Aluminiumstearat sind nicht in der Lage, Tannin zur Wirkung zu bringen. Optimal wirken Kartoffelstärke, die anderen Stärken und Talcum, Bolus und Titandioxyd schneiden etwas schlechter, Kieselgur und Methylenharnstoff wesentlich ungünstiger ab. Es fällt auf, daß der Tanninpuder zum

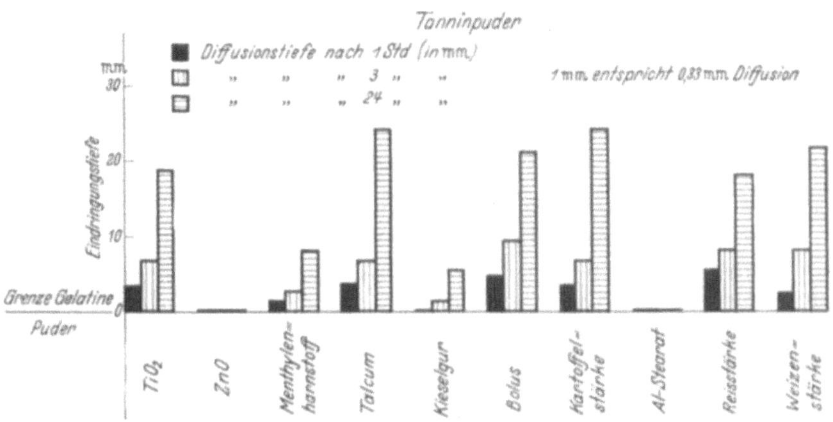

Abb. 4. Diffusion von Tannin aus Pudern in Gelatine.

Unterschied von Methylenblaupuder bei Talcum und bei der Kartoffelstärke nicht in der Lage ist, Wasser aus der Gelatine herauszuziehen. Grund hierfür dürfte die anders geartete Herstellungsweise sein. Im Falle des Farbstoffpuders wurde das Methylenblau in Wasser gelöst mit den Medien gemischt und getrocknet. Das Tannin hingegen wurde als Pulver zugemischt. Im ersteren Falle mag durch das Anfeuchten der Grundlage und das Wiedertrocknen eine Art Aufschluß bewerkstelligt worden sein. Tannin gerbt außerdem die Gelatine, es entsteht ein Film, der den Wasseraufstieg verhindert.

Daß Unterschiede im *Haftvermögen von Pigmenten* vorhanden sind, kann man auch optisch durch Verwendung von im Ultraviolettlicht leuchtenden Farbstoffen zeigen. Hierzu wurden 8 Grundlagen mit 10% Lumogen L rot neu, einem Leuchtstoff (Pigment) verrieben und auf die Haut von 10 Personen aufgepudert. Die behandelten Stellen leuchteten nun unter der UV-Lampe ganz verschieden intensiv auf und gaben so Anhaltspunkte für die Beurteilung der Haftfestigkeit. Es zeigte sich, daß in diesem Falle Kartoffelstärke weitaus am meisten Leuchtstoff an die Haut heranbrachte, Bolus und Kieselgur folgen. Die Resultate mit Methylenharnstoff, Reisstärke waren uneinheitlich, und die übrigen Substanzen teilten der Haut nur wenig oder *keinen* Leuchtstoff mit.

Schon diese Modellversuche zeigen, daß die Pudergrundlagen die einzelnen zugefügten Heilmittel ganz verschieden stark zur Wirkung bringen. Darnach müßte also jeder Hersteller von Pudern — sofern die optimale Kombination nicht im voraus, z. B. chemisch bedingt oder aus Erfahrung vorliegt — erst Modellversuche oder klinische Prüfungen anstellen, um das Optimum herauszufinden.

Die klinische Bestätigung der durch Modellversuche herausgefundenen optimalen Kombinationen war bei den Salben nur dort zu erbringen, wo Schleimhäute oder Stellen mit geschädigter Haut zu behandeln waren. Bei den Pudern ist die Lage ähnlich, aber für den Modellversuch günstiger. Eine Salbe zum Beispiel, die Pigmente, etwa Quecksilberpräcipitat, enthält, bringt diesen Wirkstoff doch an die Haut heran, und zwar in der durch das Rezept festgelegten Konzentration. Bei den Pudern aber wird eine Grundlage, die das Pigment gar nicht an die Haut heranbringt, im oben geschilderten Versuch — also Titandioxyd, Zinkoxyd, Talcum und Stearate — schon auf Grund der Modellversuche, wenigstens für dieses geprüfte Pigment auszuschalten sein.

Wir kommen nun zu einzelnen Abschnitten, in denen besonders wichtige Gruppen von Pudern zusammengefaßt werden.

Saure Puder. Über die Grundlagen der Hautbehandlung mit sauren Substanzen wurde von den Verfassern im Abschnitt, der die sauren Salben behandelt, bereits eingehend berichtet. Es kann daher hier auf die Arbeiten verwiesen werden, die alle auf der Lehre vom Säuremantel der Haut beruhen. Diese Lehre besagt, daß die menschliche Haut sauer reagiere, ein p_H von etwa 4,2—5,5 aufweise und durch diese saure Schicht weitgehend vor bakteriellen Schäden geschützt werde. Der „Säuremantel" besitzt unter den Achseln, unter den Brüsten der Frauen und in der Schamgegend Lücken, die durch saure Cremes und Puder geschlossen werden können. Tatsächlich sind wir in der Lage, mit sauren Medikamenten Mykosen und bakterielle Infektionen an den Stellen, an denen es zweckmäßig ist, günstig zu beeinflussen. Ob es darüber hinaus aber Zweck hat, die Haut ganz allgemein anzusäuern, sei dahingestellt. In den letzten Jahren mehren sich nämlich die Stellen, die vor Überschätzung des „Säuremantels" warnen, ja eigene Untersuchungen des einen von uns[1] haben an Hand von über 15000 Messungen nie die tiefen Werte anderer Prüfer, sondern im Durchschnitt ein p_H von 6,7 ergeben.

Es gelang in Ludwigshafen nicht, die niederen Werte von 4,2—5,5, die andere Autoren fanden, zu reproduzieren. Auch GREUER[2] fand höher liegende Werte zwischen 5 und 6. Ursachen hierfür mögen die veränderte Ernährung im Kriege und klimatische, vielleicht auch rassische Unterschiede sein. Alkalisierung udd Ansäuerung veränderten das p_H vorübergehend, nach 1—2 Stunden waren die ursprünglichen Werte aber wieder hergestellt. Es hat also den Anschein, als ob der „Säuremantel" im bisher angenommenen Sinne gar nicht vorhanden oder „ätherisch" dünn sei, und daß es keinen „Mantel" gebe, sondern nur den *Eiweißkomplex Haut-keratin, der Laugen und Säuren in weiten Grenzen als amphoterer Eiweiß-stoff neutralisiert* und zu seinem p_H zurückkehrt. Sein p_H, der „isoelektrische Punkt", wird an manchen Stellen von größeren Mengen sauren oder nach Zersetzung alkalischen Schweißes überlagert. Die Lage ist dann so, daß kein „Säuremantel" zu „flicken" ist, sondern daß *alkalische Stellen* in einzelnen Fällen zu behandeln sind. Die sauren Werte bedürfen nur selten einer Stützung, denn die Haut ist in der Lage, selbst Alkalisierungen durch 1 : 1000 NaOH in einer Stunde zu neutralisieren, und die üblichen Seifenwaschungen sind überhaupt nur selten imstande, das Haut-p_H weiter als bis zum Neutralpunkt $p_H = 7$ zu alkalisieren.

Die Ansäuerung hat neben der „Verstärkung des Säuremantels", wenn wir bei dieser Nomenklatur bleiben wollen, den Zweck, die Gefäße zu kontrahieren und die Haut zu „reinigen". Man führt sie durch Waschungen mit „Toilette-Essigen", sauren Cremes oder auch Pudern durch.

Die Puderbehandlung hat natürlich nur dort Wert, wo genügend Feuchtigkeit vorhanden ist, um die pulverförmigen Säuren — nur solche kommen in Frage — zu lösen. Man wird also meist Borsäurepuder — denn die Salicylsäure hat neben der säuern dennoch andere Wirkungen, die sie zu

anderen Verwendungszwecken vorbestimmen — in den Interdigitalräumen mit Erfolg verwenden, auf der trockenen Haut aber geringere Erfolge erzielen.

Viele anorganische Pudergrundlagen sind, da unlöslich und nicht dissoziierbar, praktisch neutral, andere, wie Zinkoxyd und die meisten Handelspuder, sind schwach alkalisch. SCHMIDT[3] bringt eine Liste, die wir auszugsweise wiedergeben.

Tabelle 5.

	Substanz	p_H
Grundlagen . . .	Talcum	7,3
	Bolus	6,8
	Stärke	6,5
Medikamentöse Bestandteile .	Zinkoxyd	7,4
	Borsäure	4,2
	Schwefel	5,7
Fertige Puder. .	Sulfodermpuder . . .	8,4
	Fissan-Schweißpuder .	7,6
	Fissan-Schwefelpuder .	7,4
	Fissan-Ichthyolpuder .	7,5
	Vasenolpuder	7,1
	Fosidermpuder. . . .	7,1
	Hametumfettpuder . .	7,3
	Lenicetpuder	4,7
	Milkudermpuder . . .	7,0

---

[1] H. v. CZETSCH-LINDENWALD: Arch. Gewerbepath., Gewerbehyg. **10**, 5 (1941); Fette u. Seifen **47**, 401 (1940).　　[2] GREUER, Arch. f. Dermat. **185**, 2 (1944). [3] SCHMIDT: Klin. Wschr. **20**, 31 (1941).

Er zeigte durch Messungen mit der Epicutanelektrode dann weiter, daß Stärke und Talk nur eine unmerkliche, Bolus (wahrscheinlich durch Adsorption von Säuren) und Zinkoxyd eine größere Verschiebung ins Alkalische verursachen. Die meisten fertigen Puder, mit Ausnahme der Lenicetpräparate, alkalisieren. Nach SCHMIDT ist es nun zweckmäßig, säuernde Puder zu bevorzugen, da diese die biologischen Abwehrkräfte unterstützen. Tatsächlich wird man an den „Lücken des Säuremantels" zweckmäßigerweise saure Puder anwenden. An den übrigen Stellen dürfte sich dies unseres Erachtens erübrigen, da die Haut die geringe Verschiebung ins Alkalische in kurzer Zeit ausgleicht.

Ein saurer Puder, der den Forderungen SCHMIDTs entspricht, ist der Lenicetpuder. Lenicet ist polymerisiertes Aluminiumsubacetat, das als Pulver mit Bolus zusammen den Lenicet-Bolus bildet. Außer diesem Präparat sind ein Lenicetwund- und -körperpuder aus Lenicet, Bolus, Talcum und ätherischen Ölen, ein Kinderpuder ohne die Öle, aber mit Wollfett, ein Formalinpuder, der neben den Bestandteilen des Kinderpuders noch Formaldehyd enthält, Lenicet-Bolus mit Silber und mit Milchsäure im Handel. Die letzteren beiden sind Gynaecologica, die von JASCHKE, STOECKEL u. a. in einschlägigen Lehrbüchern bei Vaginitis, Vulvitis und darüber hinaus bei Pemphigus neonat. besprochen werden. Die indifferenten Körper- und Kinderpuder bestehen aus 93 bzw. 90 % anorganischem Material und zeigen die Faktoren $W\dfrac{15}{0,55}$ und $W\dfrac{15}{0,30}$. Der Kinderpuder nimmt infolge des Wollfettzusatzes weniger Wasser auf.

An den alkalischen Hautstellen, insbesondere dort, wo infolge starker Behaarung viel Hautfeuchtigkeit zurückgehalten wird, ist jeder Stärkezusatz zu vermeiden. Man verwendet dort nur anorganische Grundlagen meist saurer Reaktion, nach BRUCK[1] z. B.:

> **Rp.** Acid boric.   1,0
> Zincum oxydat.
> Talcum venet. $\overline{aa}$ ad 10,0.

In diesem Rezept wird man, um Reaktionen der Borsäure mit dem Zinkoxyd zu vermeiden und deren Wirkung zu erhalten, das Oxyd durch eine andere anorganische, nicht reaktionsfähige Grundlage ersetzen (Titandioxyd).

Kühlende Puder. Über kein Kapitel aus der Pudertherapie ist so viel gearbeitet worden wie über die Kühlpuder. UNNA hat die Wirkung dieser Puder durch Kondensation der insensiblen hautwarmen und hautfeuchten Dunstatmosphäre der Haut zu erklären versucht. Dadurch werden Kühlung und Trocknung hervorgerufen. Diese Theorie hat sich als falsch herausgestellt. Aber auch viele andere Erklärungsversuche, die zur Erläuterung des Phänomens herangezogen werden, sind oft von falschen Annahmen ausgegangen. RYBÁK[2] hat sich hiermit eingehend beschäftigt und konnte einige Theorien ausschalten. Er konnte zeigen, daß die Annahme, durch die Saugwirkung der Puder werde die Kühlung

---

[1] BRUCK: Fortschr. Ther. **1934**, 2.
[2] RYBÁK: Česká Dermat. **2**, 201, 304 (1921).

verursacht, unhaltbar ist, denn das Aufsaugen bindet keine Wärme, und die Quellung der Stärke macht sogar, wenn auch in praktisch bedeutungslosen Dosen, Wärme frei. Darüber hinaus geht, wie eigene Versuche zeigten, die Aufsaugfähigkeit und die Kühlintensität nicht parallel. Aluminiumstearat z. B., das überhaupt kein Wasser aufsaugt, kühlt sehr gut; Talcum, das in der ENSLIN-Apparatur mehr als sein Eigengewicht an Wasser aufnimmt, kühlt nicht.

Die zweite Theorie, „Puder entfetten und erhöhen deshalb die Perspiratio insensibilis", ist nach RYBÁK unhaltbar, weil die Entfettung erst nach wiederholtem Pudern, der Kühleffekt aber beim ersten Bestreuen und im ersten Augenblick auftritt.

BECHHOLD[1] meint, daß die Puder wahrscheinlich Wasser adsorbieren und auf Grund ihrer großen Oberfläche die Verdunstung beschleunigen. RYBÁK wies nun aber nach, daß die Hautoberfläche durch Bepudern nur um das $1\frac{1}{2}$—$2\frac{1}{2}$fache vergrößert wird, und zeigte am Modellversuch, daß die Oberflächenvergrößerung keinen bemerkenswerten Effekt hervorruft. Er kommt daher zu einer neuen Theorie: Die Haut ist keine in allen Teilen gleichartige Fläche, sondern besteht aus Feldern, die von Vertiefungen unterbrochen werden. Die Furchen, Täler und Gruben sind feuchter als die höher liegenden Stellen, die Verdunstung findet vorwiegend in den tieferen Partien statt. Bestreuen wir nun die Haut mit Puder, so breitet sich die Feuchtigkeit durch Capillarwirkung angesaugt über die vorher trockenen Stellen aus und kühlt durch Verdunstung auch dort, wo früher keine Wasserabgabe stattfand, auf den „Feldern", unter denen die auf Wärme und Kälte empfindlichen Nerven liegen.

Die Erklärung, so einleuchtend sie auch aussehen mag, hat zwei Schwächen. Das Wasser steht nicht in Furchen wie auf einem überschwemmten Acker, sondern ist seinerseits nur capillar aufgesaugt und als Emulsionswasser vorhanden (siehe die Haut als Emulsion von GOODMAN[2]), und dann kühlen, wie oben schon angeführt, auch Pudergrundlagen, die überhaupt kein Wasser aufsaugen, geschweige denn leiten können. Auch diese Erklärung befriedigt nur zum Teil.

Eine weitere Theorie, die WINTERNITZ[3] von DARIER herleitet, konnte durch Versuche der Verfasser widerlegt werden. Sie führt die Kühlwirkung auf die Hautoberflächenvergrößerung und auf die Steigerung der Wärmestrahlung zurück. Die Wärmestrahlung wird aber durch Puder kaum beeinflußt. Dies zeigten Versuche mit einer Thermosäule, die mit einem Spiegelgalvanometer kombiniert von der Haut der Versuchsperson in stets gleichbleibender Entfernung aufgestellt wird. Wenn nun die unbehandelte Haut bei Einhaltung bestimmter Bedingungen einen Ausschlag von z. B. 80 Teilstrichen (im folgenden Nullwert 80 genannt) zeigt, so muß eine Erhöhung der Wärmestrahlung das Galvanometer noch weiter ausschlagen, eine Senkung der Wärmestrahlung den Ausschlag kleiner werden lassen.

<hr>

[1] BECHHOLD: Kolloide in Biologie und Medizin **1919**, 393.
[2] GOODMAN: J. amer. med. Assoc. **1940**, 1005.
[3] WINTERNITZ: Handbuch der Haut- und Geschlechtskrankheiten **5**, 1, 632.

Zur Durchführung genauer Versuche ist es nötig, zunächst den Normalausschlag festzustellen. Hierfür muß sich die Versuchsperson mindestens eine Stunde vor Beginn der Untersuchung im Versuchsraum, der eine konstante Temperatur aufweisen muß, einfinden. Vernachlässigt man diese Forderung und kommt die Versuchsperson z. B. aus der Winterluft frisch in den Raum, so wird ihre Ausstrahlung zuerst kleiner als normal sein. Dann wird sie vorübergehend größer sein als der Durchschnitt, um sich nach der angegebenen Zeit zur Norm zu senken. Händewaschen mit kaltem oder heißem Wasser erniedrigt bzw. erhöht die Wärmestrahlung ebenfalls. Man muß auch immer dieselbe Stelle zu den Versuchen wählen, denn die Abstrahlung ist von der Durchblutung abhängig und je nach dieser größer oder kleiner. Als Versuchsstellen sind die Handinnenfläche, der Handrücken, der Unterarm, die Brusthaut u. a. gleichermaßen geeignet.

Die Strahlung einzelner Personen ist an äquivalenten Stellen außerordentlich verschieden. Sie ist unabhängig vom Alter und Geschlecht. Als Beispiel seien einzelne Nullwerte angegeben, wobei unter Nullwert der Normalausschlag zu verstehen ist:

Tabelle 6.

Alter u. Geschlecht	♂ 38				♀ 17			♀ 18		♂ 30	♂ 58	♀ 55	♂ 17	♀ 24
Versuchsperson	Ce.				Kö.			Ei.		Be.	He.	Ho.	El.	Ar.
Nullwert der Hand-innenfläche . .	80	75	76	80	57	56	63	61	58	63	67	91	46	52

Die Versuche wurden an 8 Personen angestellt; die nachstehende Tabelle zeigt die Resultate an 3 Personen: Ce., Kö., und Ei., denen die an den übrigen Personen gewonnenen Resultate parallel gehen.

Tabelle 7.

Art der Behandlung	Ausschlag des Galvanometers in Teilstrichen		
	Versuchsperson Ce.	Versuchsperson Kö.	Versuchsperson Ei.
Unbehandelte Haut	80. 75. 76. 80	57. 56	61. 58
Bestreut mit Tierkohle	76. 75	55. 55. 54	55
Bestreut mit Schwefel depuratus . .	77	58	59
Bestreut mit Schwefel praecipit. . .	63. 54. 60	30. 38. 32	44. 45. 43
Bestreut mit Bismut subnitric. . . .	76	52	54
Bestreut mit Titandioxyd	76	53	55
Bestreut mit Zinkoxyd	77. 78	53	52
Bestreut mit Zinkundekanat	71	50	53
Bestreut mit Zinkstearat	74	51	58
Bestreut mit Kaolin	78. 77	51	55
Bestreut mit Talkpulver	71	47	57
Bestreut mit Bentonit	77	50	55
Bestreut mit Kieselgur	76	51	54
Bestreut mit Weizenstärke	71	57	57
Salbe Öl-Wasser	79	55	61
Salbe Wasser-Öl	56	54	57
Vaselin . . . . :	71	50	56

Die Versuche ergeben, daß weder die geprüften Pudergrundlagen noch die Salben imstande sind, die Wärmestrahlung zu erhöhen. Erniedrigt wird die Strahlung nur vom präcipitierten Schwefel, wogegen die Salben auf den *Strahlungsverlust* kaum einen Einfluß haben. Ihre wärmeschützende Eigenschaft, die ja allgemein bekannt ist, ist nicht auf eine Hemmung der Strahlung, sondern auf eine Behinderung des Wärmeaustausches zurückzuführen.

Weitere Versuche, die Kühlwirkung zu klären, wurden von SCHMIDT[1] an der Haut, also unabhängig von Modellen, durchgeführt. Er hat an Versuchspersonen nachgewiesen, daß die Perspiratio insensibilis von allen organischen und anorganischen Pudergrundlagen und fertig gemischten Pudern, gleichgültig ob sie fein oder grob dispers sind, um 20—25% gesteigert wird. Diese Steigerung ist, wie er mit hochempfindlichen Thermoaggregaten zeigen konnte, nicht in der Lage, die Haut irgendwie abzukühlen, und wird vom Temperaturregulierungsmechanismus der Haut sofort paralysiert. SCHMIDT wies daher als erster auf die wesentlichste Ursache für den Kühleffekt hin, auf den Temperaturausgleich zwischen Hauttemperatur und Puder-Zimmertemperatur.

Ähnliche Bedingungen finden wir auch bei „Kühlsalben", eine Tatsache, auf die sowohl SCHMIDT als wir[2] hingewiesen haben. Der Nachweis der Richtigkeit dieser Ansicht ist bei Pudern sehr leicht zu führen: es ist nur nötig, Substanzen von Zimmertemperatur und solchen von 37° nebeneinander auf die Haut aufzustreuen, ein Versuch, der naheliegt, aber noch nie durchgeführt wurde. Die Resultate bringt folgende Zusammenstellung, die sich lediglich auf das Gefühl, auf das es hier ankommt, und nicht auf Messungen stützt.

Tabelle 8.

Substanz	Kühleffekt bei trockener Haut		Kühleffekt bei feuchter Haut		
	bei 20°	bei 37°	bei 20°	bei 37°	
Fissanpuder . .	gut	wärmt	gut	Ø	Die warm aufgetragenen
Vasenolpuder . .	gut	wärmt	Ø	Ø	Puder kühlen auch dann
Talcum	Ø	Ø	Ø	Ø	nicht, wenn sie sich auf
Weizenstärke . .	sehr gut	Ø	gut	Ø	Hautumwelttemperatur ab-
Al-Stearat . . .	sehr gut	wärmt	gut	Ø	gekühlt haben, obwohl sie
Magnes. usta . .	gut	wärmt	Ø	Ø	dann die Oberfläche vergrö-
Zinkoxyd . . .	Ø	Ø	Ø	Ø	ßern, capillar Wasser auf-
Titandioxyd . .	Ø	Ø	Ø	Ø	saugen und alles das tun,
Reisstärke . . .	gut	Ø	gut	Ø	was zu Erklärungen heran-
					gezogen wurde

Die Zusammenstellung zeigt, daß kein einziger lufttrockener Puder von 37° kühlt, weder sogleich noch später, also auch dann nicht, wenn alle Theorien, die sich auf die Änderung der Wasserverteilung, der Verdunstung beziehen, noch Geltung haben müßten. Die Erklärung der Kühlwirkung ist also folgende: *Puder entziehen, sofern sie nicht wärmer als 20—25° sind, der Haut Wärme und verursachen dadurch ein Kühle-*

<hr>

[1] SCHMIDT, R.: Klin. Wschr. **20**, 31 (1941).
[2] Band I, S. 126.

gefühl. Diese Eigenschaft, die so viele Theorien verursachte, und die werbetechnisch so häufig ausgewertet wurde, ist nahezu ausschließlich vom Wärmeleitvermögen und der Wärmekapazität abhängig. Alle die anderen Kühlungsfaktoren, wie Vergrößerung der Oberfläche, Abdunstung und die zu einer Theorie noch gar nicht ausgebaute, aber wohl aussichtsreiche Tatsache, daß gute Wärmeleiter die kälteempfindlichen Nervenendapparate „kühlen", also Wärme entziehen, verursachen nur unterschwellige Kühlung, die überhaupt nicht in Erscheinung tritt, aber — rein theoretisch gesehen — lange anhält. Ursache für die verschiedene Wärmekapazität und Leitfähigkeit ist neben den wechselnden Eigenschaften der trockenen Substanzen ihr wechselnder Wassergehalt in lufttrockenem Zustand. Stärke enthält nach HEISLER[1] etwa 5—10mal so viel Wasser wie Bolus, Talcum und Zinkoxyd und leitet wohl schon aus diesem Grunde besser als die mineralischen Grundlagen.

Überfettete Puder. Eine größere Anzahl von Arbeiten und Theorien ist zum Thema Fettung und Entfettung durch Puder geliefert worden. Die Entfettung der Haut ist ja das eindrucksvollste gewollte oder unerwünschte Symptom bei der Pudertherapie und der Grund für die Herstellung von „Fettpuder", die besser decken, d. h. besser an der Haut haften (DARIER[2]) und den Wasserhaushalt günstig beeinflussen.

Man kann sog. überfettete Puder durch Verreiben der Grundlage mit Vaselin, Öl, Wollwachs u. dgl. herstellen. Diese einfache Methode genügt in vielen Fällen. Der Puder ist dann eine sehr fettarme Paste. Eine andere Herstellungsmöglichkeit ist die, den Fettstoff in einem leichtflüchtigen Lösungsmittel zu lösen, die Pudermasse mit dieser Lösung zu tränken und dann zu trocknen. Das Resultat ist in beiden Fällen ein anderes. Wird z. B. ein Puder nach dem ersten Verfahren hergestellt, so hüllen wir die Pudermasse je nach der Fettmenge mehr oder minder mit der hydrophoben Fettmasse ein, durchtränken sie aber nicht. Die Wasseraufnahmefähigkeit von Kieselgur, Methylenharnstoff, Reisstärke, Titandioxyd bleibt daher größenordnungsmäßig unverändert. Sie sinkt bei Kartoffelstärke, Weizenstärke und Zinkoxyd bedeutend. Es kommt also sowohl auf das Material selbst als auch auf dessen Verarbeitung an. Beim einen Stoff reicht die Fettmenge aus, um alle Poren zu verkleben, beim anderen nicht, es bleiben Öffnungen, durch die das Wasser eindringen kann. Wenn wir nach der zweiten Methode arbeiten, so dringt die Fettlösung auch in die Poren ein, verschließt sie aber nicht. Wir erhalten im Modellversuch in der ENSLIN-Apparatur auch wesentlich andere Ergebnisse.

Abb. 5 stellt die Wasseraufnahme verschiedener gefetteter Pudergrundlagen dar. Werden sie mit den ausgezogenen Kurven von Abb. 2 auf S. 3 von ungefetteten Substanzen verglichen, so zeigt sich die Kurve des Zinkoxychlorids nahezu unverändert; die Wasseraufnahmegeschwindigkeit und Menge wurde durch 10proz. Paraffinölzusatz (in Äther gelöst mit dem Oxychlorid vermischen und den Äther verjagen) nicht beeinflußt. Zinkoxyd nimmt durch den Paraffinölzusatz bedingt

---

[1] HEISLER: Diss. München 1941.
[2] DARIER: Grundriß der Dermatologie, 4. Aufl. Leipzig 1936.

um die Hälfte weniger Wasser auf. Die Wasseraufnahme erfolgt zehnmal so langsam. Zwischen diesen beiden Extremen bewegen sich die anderen Kurven, so daß sich bei gefetteten Pudern unser Faktor $W\,\dfrac{\text{Zeit}}{\text{Menge}}$ im Zähler meistens vergrößert, im Nenner verkleinert. Vasenol-Kinderpuder z. B. hat im fettbeladenen, also dem handelsüblichen Zustand den

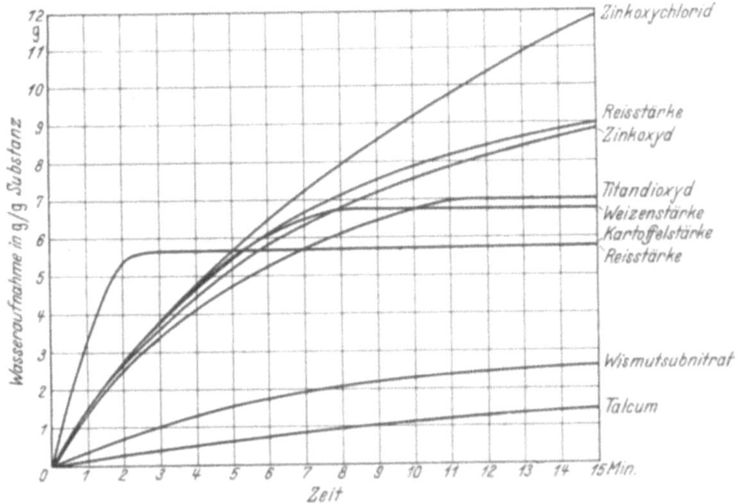

Abb. 5. Wasseraufnahmekurven gefetteter Puder.

Faktor $W\,\dfrac{15}{0,015}$, im geglühten Zustand, also fettfrei $W\,\dfrac{8}{1,16}$. Hametumpuder ändert sich beim Glühen noch mehr, nämlich von $W\,\dfrac{15}{0,01}$ (fettbeladen) auf $W\,\dfrac{10}{1,10}$ (fettfrei).

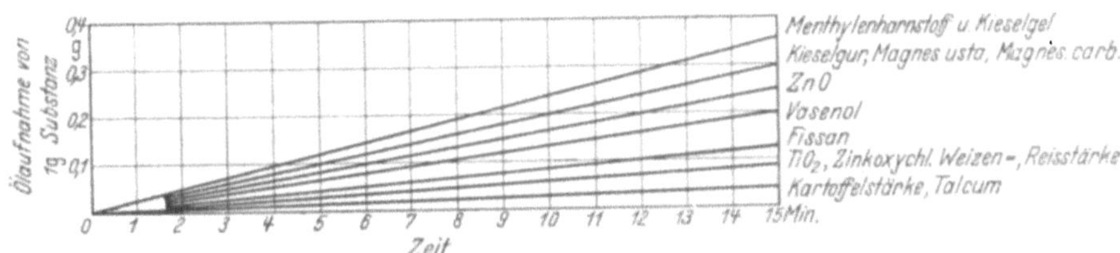

Abb. 6. Ölaufnahmekurven gefetteter Puder.

Die Ölaufnahmebestimmung von gefetteten Pudern kann im Thermostaten bei 37° erfolgen. In den Versuchen der Verfasser konnten die in Abb. 6 wiedergegebenen Kurven mit sehr guter Reproduzierbarkeit gewonnen werden. Als Testsubstanzen dienten 10proz. Verreibungen von Wollfett mit der zu prüfenden Pudermasse. Die Kurven dieses Bildes sind wesentlich flacher als die von Substanzen ohne Wollfettzusatz.

Man kann auch daraus schließen, daß die „Entfettung" der Haut durch gefettete Puder tatsächlich geringer sein wird als durch ungefettete.

Soweit die Modellversuche mit der ENSLIN-Apparatur, die zwar einen Überblick geben, aber den tatsächlichen Verhältnissen nur zum Teil Rechnung tragen. Sie zeigen, daß mit den beiden Herstellungsarten verschiedene Resultate erzielt werden. Ob es noch eine dritte Bereitungsart von überfetteten Pudern gibt, ist uns nicht bekannt. Zu denken wäre an ein Aufsprühen von Fett auf die Pudermasse. Es ist möglich, daß dies die Herstellungsart ist, die manche Puderfabrikanten mit den Angaben „nach besonderem Verfahren" andeuten.

Nun zu den Versuchen an der menschlichen Haut. Unsere eigenen Untersuchungen nahmen wir mit Leuchtsalben vor. Auch sie sind nur beschränkt verwertbar und zeigen, wie eine aufgestrichene Salbe mit Puder entfernt werden kann, klären aber das Kernproblem, inwieweit Puder die unbehandelte gesunde Haut entfetten, nicht. Es wird schwer sein, hier durch Modellversuche zu Ergebnissen zu gelangen. Wir müssen uns mehr oder weniger auf Spekulationen verlassen, auf die Methode also, mit der die bisherigen Beurteiler der Puderentfettung ebenfalls arbeiteten, ja arbeiten mußten. Im Gegensatz zu ihnen sind wir aber der Ansicht, daß die Entfettung durch Puder auf unbedeckter gesunder Haut minimal ist, denn die pulverförmigen Massen sind klein und nicht in der Lage, das tiefer in der Haut liegende Fett herauszuziehen. Klinisch beweisen konnte man diese Ansicht nicht. Wir zeigten mit unseren Leuchtsalben nur, daß aufgestrichenes Fett durch Puder entfernt wird.

Derartige Versuche haben wir mit Vaselin und Unguentum molle, die mit einem fettlöslichen Leuchtstoff (Fluorol V) gesättigt waren, angestellt. Sie zeigten, daß ein aufgestreuter Puder sich auf der Haut mit Fett belädt und abgeklopft im Ultraviolettlicht aufleuchtet. Das Fett bleibt rein mechanisch an den Partikeln kleben, hält sie, sofern genug Angebot vorhanden ist, sogar zusammen. Der Puder haftet an der Fettschicht, wahrscheinlich ohne die darunter befindliche Haut noch im Sinne der Puderwirkung zu beeinflussen. Dies gibt die Möglichkeit, überschüssige Salben zu entfernen. Inwieweit aber Hautfett abgelöst wird, bleibt offen. Wenn es überhaupt abgelöst wird, so sind es winzige Mengen, denn die „Entfettungssymptome", die auftreten, sind sicher zum Großteil gar keine wirklichen Funktionen der Entfettung, sondern täuschen diese nur vor. Wir haben ja gesehen, daß eine Reihe von $\ddot{O}\dfrac{X}{Y}$-Faktoren so kleine Nenner aufweisen, daß von einer Entfettung durch den Puder schon größenordnungsmäßig selbst bei Ölen, geschweige denn bei den viscosen Fetten kaum die Rede sein kann. Die Stärken, Magnesia usta, Talcum u. a. nehmen bei 37° in 15 Minuten weniger als 10% ihres Gewichtes oder überhaupt kein Paraffinöl auf, das Hautfett ist viscoser als das genannte Öl. Außerdem haften auf 100 qcm Haut nur 10—50 mg. Auch bei voller Ausnützung der Aufnahmefähigkeit würden nur 1—5 mg aufgesaugt werden und nur dann, wenn Öl bzw. Hautfett wie in der ENSLIN-Apparatur in mehrtausendfachem Überangebot vorhanden ist.

Auf der Haut treffen aber die Verhältnisse des ENSLIN-Apparates gar nicht zu. Da ist kein Überangebot vorhanden, der Puder tritt nicht mit Fett allein, sondern mit dem lebenden Gebilde Haut, einer Emulsion vom Öl/Wasser- oder Wasser/Öl-Typ in Kontakt. Die Fließgeschwindigkeit bei diesem festen Aggregatzustand zum Puder hin ist gleich Null.

Versuche, die Fettung der Haut nachzuweisen, waren gleichfalls angebracht. Sie hatten zum Ziele, klarzustellen, ob flüssige Öle besser fetten als Vaselin, und sollten auch zeigen, ob das Medium, die Pudergrundlagen also, und die Art der Fettungstechnik irgendwie einen Einfluß auf die Fettung der Haut besitzen. Die Versuche wurden mit Paraffinöl und Vaselin, die beide flüssig wiederum mit Fluorol V, einem öllöslichen, im Ultraviolettlicht blau fluoreszierenden Farbstoff gesättigt waren, angestellt. Diese Fettungsmittel wurden mit der Pudermasse verrieben auf die Haut aufgepudert. Dann wurde der Puder abgeblasen (mit Luft von 8 atü Druck) und die Fluorescenz der Haut gemessen. Sie kann nur auf hängengebliebenes Fett zurückzuführen sein. Die Resultate zeigt folgende Tabelle, in der die Fettung der Haut durch Puder, die 5% fette Substanz enthielten, getestet wurde.

Tabelle 9.

Substanz	Paraffinöl		Vaselin		Besonderes
	mit der Grundlage im Mörser gemischt	in Äther gelöst auf die Grundlage aufgetragen	mit der Grundlage im Mörser gemischt	in Äther gelöst auf die Grundlage aufgetragen	
Kaolin	+— (+)	+ (+—)	+— (0)	+ (++)	
Kieselgur	+— (+)	— (+—)	0 (0)	+— (+)	
Vasenolkinderpuder, geglüht	+— (+—)	++ (+)	+— (+—)	+ (+)	
Kartoffelstärke . .	++ (++)	+ (+—)	++ (+)	+++ (+++)	der Puder war pastenartig fett
Talcum	+ (+)	+++ (+)	+ (0)	++ (+)	
Zinkoxyd	0 (0)	0 (0)	0 (0)	0 (0)	

Je mehr +, um so mehr Fett konnte auf der Haut im Ultraviolettlicht nachgewiesen werden, nachdem die Haut mit einem Überschuß an Material bepudert, leicht eingerieben, mit einem Luftstrom von 8 atü abgeblasen und mit Watte vorsichtig und leicht abgewischt worden war. Die Zusammenstellung, in der die Resultate an Personen mit rauher Haut ohne Klammer, die an solchen mit glatter Haut in Klammern gesetzt sind (Querschnitte aus je 5 Versuchsreihen, die gut übereinstimmten), zeigt zunächst:

1. Rauhe Haut wird weitaus besser gefettet als glatte. Die Fettung ist also von der Haftmöglichkeit der Puder abhängig.

2. Die beiden Herstellungsverfahren zur Bereitung von Fettpudern sind im Gegensatz zu den Resultaten an der ENSLIN-Apparatur in diesem Versuch praktisch gleichwertig. Dies schließt eventuell vorhandene, hier nicht angewandte weitere Verfahren, die vielleicht besser wirken, nicht aus.

3. Die Fettung der Haut durch Puder ist, gleiche Fettmenge vorausgesetzt, in hohem Grade von der Pudergrundlage abhängig. Stärke, die das ganze Fett außen abgelagert trägt, fettet weitaus besser als Substanzen, die eine innere Oberfläche besitzen und proportional zu deren Größe weniger fetten.

Man kann nun einwerfen, daß wir unsere Versuche mit Kohlenwasserstoffen durchführten, also mit einem Material, das schlecht auf der Haut haftet und nicht eindringt. Wir haben deshalb die Prüfung mit einer Mischung von Vaselin und Wollfett $\overline{aa}$ 5,0, die zu 5% den Pudern zugefügt wurde, wiederholt. Es zeigte sich dasselbe Ergebnis.

FIEDLER[1] ging bei seinen Versuchen ganz andere Wege. Ihm zufolge sind die Puder, die überhaupt in der Lage sind Wasser aufzunehmen, befähigt, in dünner Schicht aus dem Wasserspeicher „Haut", und zwar aus oberflächlichen und tieferen Schichten Wasser ruckartig herauszuziehen und zur Verdunstung zu bringen. Er belegt diese Theorie mit dem „Handschuhversuch", bei dem ein mit 2—3 g Puder teilweise gefüllter Gummihandschuh der Versuchsperson übergezogen wird. Durch Reiben wird der Puder auf die Hand verteilt und nach 2 Stunden auf seinen Feuchtigkeitsgehalt untersucht. Die in FIEDLERS oben zitierter Arbeit angegebenen Tabellen zeigen, daß eine wasseraufnahmefähige Pudergrundlage bestrebt ist, ihr Wasserabsorptionsvermögen so schnell wie möglich abzubinden, sich also mit Wasser zu sättigen, ein Verhalten, das wir aus dem Verfahren mit der ENSLIN-Apparatur kennen, das aber den natürlichen Bedürfnissen der Haut nicht entspricht. Neben dem Wasser bindet die Pudergrundlage auch die Lipoide der Haut. Im „Handschuhversuch" hat FIEDLER 0,29—0,85 mg% Fettsubstanz, die aus dem Hautfett stammte, im Puder wieder finden können. Nimmt man Pudergrundlagen, die besonders stark absorbieren, so erhält man, wieder nach FIEDLER, 0,42—1,63% Hautfett in der Pudergrundlage und trockene bzw. sehr trockene Haut. Im umgekehrten Versuch mit gefetteten Pudern kann man auf der Haut das Puderfett nachweisen.

Die recht einleuchtenden Ergebnisse wurden allerdings unter den besonderen Bedingungen eines Modellversuches gewonnen. Sie entsprechen nicht völlig der Natur, denn im Gummihandschuh entsteht eine wasserübersättigte Atmosphäre und erhöhte Temperatur, die nahe an die Körperwärme heranreicht, so daß Emulgierwirkung, die unter therapeutischen Bedingungen keine Rolle spielt, auftritt. Dies muß berücksichtigt werden, wenn man die Berechtigung überfetteter Puder allein daraus herleiten will. Aber das ist ja nicht der Fall. FIEDLERS Versuche sollen und können nur als Ergänzung zu den therapeutischen Erfahrungen dienen.

Zusammenfassend können wir wohl sagen, daß die Fettung der Haut durch Puder möglich ist. Man nimmt sie auf Grund von therapeutischen Überlegungen an und kann ihr Vorhandensein am Modellversuch belegen. Die Entfettung der gesunden Haut durch Puder ist im Modellversuch nachweisbar. In der Praxis spielt sie keine bedeutende

---

[1] FIEDLER: Pharmak. ärztl. Fortbildg **32**, 4 (1941).

Rolle, um so mehr, als sie durch die Wahl von Grundlagen, die kein Fett aufsaugen, etwa von Talcum und Stearaten, ausgeschaltet werden kann. Die Fettpuder der Industrie, die sich recht gut bewährt haben, wie Fissan-, Vasenol-, Nivea- und Desitinpuder, enthalten jeweils etwa 10% fettartige Substanzen, nämlich Vasenol, ein hautfettähnliches Vaselin-Cholesterinester-Lecithin-Gemisch, Eucerin, ein Cholesterin, Cholesterinester-Paraffingemisch und Lebertran.

Auch Granugenolpuder sei hier erwähnt, obwohl er nicht fetten, sondern das Granugenol, eine granulationsfördernde ölige Masse, die aus Petroleum gewonnen wird, zur Wirkung bringen soll.

Fettende und entwässernde Puder. Überfettete Puder sind bei Seborrhoea oleosa, entwässernde bei trockener Haut nicht angezeigt. Bei anderen Indikationen hingegen können diese beiden Typen oder ein sowohl fettender als auch entwässernder Puder indiziert sein. UNNA hat ein solches, wie er hofft, doppelt wirksames Produkt angegeben:

Rp. Bolus rubr.   2,5
Bolus alb.   12,5
Magnes. carb.   20,0
Zincum oxydat. 25,0
Amyl. orycae   40,0.

Ein anderer Weg, zu fetten und zu entwässern, das Einfetten der Haut und anschließendes Pudern, ist wohl aus der Kosmetik übernommen, in der man mit einer Hautcreme „grundiert", damit der Puder besser haftet, also stärker deckt. KLINKE[1] hat dieses Verfahren erst unlängst in der Dermatologie empfohlen.

Theoretisch ist eigentlich zu erwarten, daß eine trennende Fett-schicht, die zwischen Puder und Haut eingelegt wird, bei wasserlös-lichen Wirkstoffen deren Penetration hemmt und so den Puder un-wirksam macht. Versuche, die dies klären sollten, wurden noch nicht angestellt, da die Praxis kein auffallendes Versagen beobachten konnte. Sie waren aber am Platze, da wir auch hier von der reinen Empirie zum Beweis übergehen müssen. Die von uns angestellten Versuche waren Abwandlungen der auf der S. 16 geschilderten Gelatinemethode, mit Salicylsäure, Tannin und Methylenblau durchgeführt. Als Puder-grundlage wurde bei der Salicylsäure Talcum, beim Tannin Kar-toffelstärke und beim Methylenblau Zinkoxyd gewählt, also Sub-stanzen, die diese Wirkstoffe gut an die Gelatine abgeben, so daß die Diffusion leicht (bei der Salicylsäure und beim Tannin durch Zugabe kleiner Eisenchloridmengen zur Gelatine) nachzuweisen war. Eine Partie Gläser wurde nun ohne Behandlung mit Puder beschickt, eine weitere, nachdem auf die Gelatine Paraffinöl aufgegossen und wieder abgelassen worden war, so daß ein Film zurückblieb. Dieser Film war nicht in der Lage, die Penetration auch nur im geringsten abzuhalten. Wir können also annehmen, daß das Fetten der geschädigten Haut, von Wunden und Schleimhäuten die Wirkstoffe der Puder nicht abhält. Wie die Verhältnisse auf gesunder Haut sind, können wir, da keine geeignete Versuchsanordnung möglich ist, nicht klären.

---

[1] KLINKE: Ther. Gegenw. **81**, 215 (1940).

Um gleichzeitig zu fetten und zu entwässern, stehen uns theoretisch mehrere Wege offen. Inwieweit sie zum Ziele führen, muß noch geklärt werden. FIEDLER[1] hält den Fettzusatz jedenfalls für angebracht, da er in der Lage sei, den allzu stürmischen Flüssigkeitsstrom aus der Haut in den Puder hinein abzubremsen.

Ein besonderer Abschnitt sei dem Milkudermpuder gewidmet, da er die Forderungen nach Fettung und Entwässerung auf einem neuen Wege zu erfüllen trachtet. Seine Pudergrundlage ist mit feinst verteiltem kolloidalem Silber als Wirkstoff und einem Emulgator — besser Netzmittel — versetzt. Durch letztere Komponente wird die Benetzbarkeit des Puders erhöht, seine innere Oberfläche wird zur Aufsaugung von Wasser bereiter. Die Differenz zwischen Milkudermpuder mit Netzmittel und dem ohne diesen Zusatz (ausgeglüht) ist gering und beträgt etwa 10%.

Die Wahl des Netzmittels und seiner Konzentration muß von Versuchen begleitet sein, da andernfalls, insbesondere bei zu hoher Konzentration, das Gegenteil erreicht wird. Verfasser wollten z. B. einen ausgeglühten Vasenolpuder, der den Faktor $W\dfrac{2}{1,4}$ besitzt, mit größeren Mengen Saponinlösung bzw. Lösungen von gereinigter Rindergalle noch wasseraufnahmefähiger machen, erreichten aber das Gegenteil. Beim Saponinzusatz von 1% sank der Faktor auf $W\dfrac{15}{0,4}$ und bei der Galle auf $W\dfrac{15}{0,6}$. Auch die Differenz der Faktoren von fabrikfrischem und ausgeglühtem Milkudermpuder ist nicht groß, sie beträgt nur 10% zugunsten des frischen Präparates. Es wurde also die Hemmung der Wasseraufsaugung durch das Fett paralysiert und darüber eine, wenn auch geringe Steigerung erzielt.

Schwefelpuder. Schwefel kann in Pudern in gereinigter, sublimierter, in präcipitierter und in kolloider Form appliziert werden. Die erstgenannte Form ergibt die gröbste, die letztgenannte die feinste Verteilung in den Pudern, die 10—30proz. bereitet werden.

Schwefelpuder, der nur durch einfaches Mischen von Sulfur depuratus, sublimatus und praecipitatus mit einer Grundlage hergestellt wird, ist jedoch reaktionsträge, reizt durch scharfe Partikel mechanisch, wird nicht benetzt und saugt keine Sekrete auf.

Bei den Salben konnte man noch zweifeln, welche Form die beste sei, denn die kolloide gewährleistet zwar die feinste Verteilung, die anderen beiden aber lösen sich zum Teil in manchen Salbengrundlagen und sind anscheinend dadurch in der Lage, besonders intensiv zu wirken (siehe Bd. I, S. 240). Bei den Pudern hingegen sind sich die Hersteller anscheinend über die Vorzüge der kolloiden Form einig. Besonders instruktiv zeigt dies die große Zusammenfassung von R. MÜLLER[2]. Seinen Arbeiten und denjenigen anderer Autoren zufolge soll ein wirksamer

---

[1] FIEDLER, Jkurse ärztl. Fortbildg **37**, 29 (1941).
[2] MÜLLER, R.: Heyden-Jahrbuch 1940.

Schwefelpuder außerdem alkalisch reagieren, denn GANS[1], PASCHKIS[2], PULEWKA[3] u. a. stellen fest, daß die Aktivität des Schwefels durch Alkalität gesteigert wird, und MÜLLER selbst beweist an Fingernägeln, daß bei p_H 8,5—9,0 die optimalen Bedingungen zur Keratolyse zu finden seien. Bei diesen p_H-Werten ist noch keine Schädigung durch das Alkali zu befürchten.

Ein Schwefelpuder soll also nach Möglichkeit kolloidalen Wirkstoff enthalten, alkalisch reagieren und selbstverständlich gutes Haftvermögen besitzen, sowohl benetzbar als auch saugfähig sein. Er darf ferner nicht altern. Diesen letzteren Punkt sucht man durch Schutzkolloide einerseits, durch Niederschlagen und Fixieren des Schwefels auf eine wasserunlösliche, wasserfreie und großoberflächige Substanz anderseits zu erreichen. Es ist daher nicht leicht, einen optimalen Schwefelpuder herzustellen. Wir sind besser daran, wenn wir hier die Erfahrungen der Industrie nützen und ein bekanntes Produkt verwenden. *Sulfodermpuder* Heyden ist ein solches Mittel, das nach dem oben geschilderten Verfahren durch Niederschlagen des Schwefels hergestellt wird (D.R.P. 438985). Als Unterlage dient Talcum. Der Schwefel ist nach HAHN[4] mikroskopisch nicht mehr zu sehen, unter dem Elektronenmikroskop (RUSKA[5]), durch Windsichter und analytisch aber nachweisbar. Der Puder sinkt im Wasser unter (ist also benetzbar) und zeigt den $W\frac{2,0}{1,1}$, also sehr schnelle und ziemlich bedeutende Wasseraufnahmefähigkeit. Therapeutisch wurde der Puder bei Seborrhöe, Pyodermien, Acne, Pityriasis, Intertrigo, Impetigo und anderen Indikationen von zahlreichen Autoren, so in letzter Zeit von RAMEL[6], HOEDE[7] und HAHN[8] empfohlen. Sulfodermpuder enthält nur 1% Schwefel, wirkt aber intensiver als 30proz. mechanische Mischungen. Der *Fissanschwefelpuder* enthält 1,5% Schwefel, der anscheinend durch das Fissankolloid geschützt ist. Er haftet gut, ist oberflächenaktiv und wird von PERLS-KUNTZE[9] besprochen und als Vertreter der Puder, die durch Kolloide haltbar gemacht werden, erwähnt. Eine besonders intensive Schwefelwirkung soll man nach dem Franz. P. 874437 erhalten, wenn man schwefelhaltige Cholesterinabkömmlinge oder Wollfettderivate (Franz. P. 874834) mit Talk, Stärke oder dergleichen verreibt.

Teerpuder. Die Teere und Teerprodukte kann man in Pudern genau so einarbeiten wie in Salben. Alle Formen sind gebräuchlich, der gewöhnliche Teer, wasserlösliche Sulfonate und Teerlösungen nach Art des Liquor carbonis detergens. Fissanteerpuder z. B. enthält in der schon mehrfach erwähnten Grundlage sowohl ein Sulfonat, nämlich

---

[1] GANS: Zbl. Hautkrkh. **20**, 389 (1926).
[2] PASCHKIS: Kosmetik für Ärzte. Wien: Hölder 1905.
[3] PULEWKA: Z. physiol. Chem. **146**, 130 (1925).
[4] HAHN: Dtsch. med. Wschr. **61**, 547 (1935).
[5] RUSKA: Siemens-Z. **1940**, 230.
[6] RAMEL: Schweiz. med. Wschr. **1939**, 50.
[7] HOEDE: Med. Klin. **1939**, 32.
[8] HAHN: Dtsch. med. Wschr. **1935**, 14.
[9] PERLS-KUNTZE: Münch. med. Wschr. **1937**, 14.

2% Tumenol, als auch den Liquor (8%). Er wird von KREILOS-REITZ[1] bei Acne, Seborrhöe, Pruritus, bei nässenden Ekzemen u. a. empfohlen.

Teersulfodermpuder wurde von BRUCK[2] angegeben. Er enthält neben dem Schwefel Teer in einer geruchlich und der Farbe nach nicht nachteiligen Form, so daß die juckreizstillende und antiekzematöse Wirkung auch ambulant durchgeführt werden kann. Er wird daher von WOLFF[3], SÄUFERLIN[4], GIERTMÜHLEN[5] bei Mykosen, Pityriasis ros., Pruritus, Neurodermitis und Acne vulg. verwendet.

Ichthyol, das bekannte Sulfonat des Seefelder Teerschiefers, wird gleichfalls als Puderwirkstoff verwendet. Der Fissan-Ichthyolpuder, der als Pulver und als Kompaktpuder herauskommt, enthält diesen bei Acne und Epidermophytien empfohlenen Wirkstoff zu 2% und außerdem 1,5% kolloiden Schwefel. Er wird von RUETE-SCHOLZ[6], RITTERSBRUCH[7] und BRUCK[8] empfohlen.

8. Metalle und Metallsalze in Pudern.

Einige Aluminium-, Beryllium- und Magnesiumsalze der höheren Fettsäuren haben wir als Pudergrundlagen bereits erwähnt. Es sollen daher nun die Puderbestandteile unter den Metallen und deren Salzen gebracht werden, die bisher noch nicht besprochen wurden und die infolge ihres Wirkstoffcharakters eine spezielle Bearbeitung notwendig machen.

Aluminiumsalze, Casil (Laves), wird als lösliche kieselessigsaure Tonerde definiert. Sie ist an kolloide Kieselsäure gebunden und wird von ihr im Wundsekret langsam abgespalten. Das Casil selbst wird als granulierendes Wundstreupulver, das stark aufsaugt, verwendet und ist ein Bestandteil des Casilpuders, der als Specificum gegen Hyperhydrosis und als Kinderpuder empfohlen wird.

Palliacolpuder besteht aus kolloidem Aluminiumhydroxyd, Talkum und Kieselgur und wird von LEINZINGER[9] und LOHMER[10] besprochen.

Bleisalze. Der Dialonpuder enthält nach Literaturangaben einen Zusatz von Bleioxyd. Nach der Roten Liste 1939 besteht er aus Borsäure, Tymol, „Salbengrundlage" und Talcum. In der „Salbengrundlage", das geht wohl aus dem Namen Dialon — wohl aus Diachylon — hervor, dürfte die Bleiseife vorhanden sein.

Kalomel-Talcum-Mischungen empfiehlt ASBECK[11] bei Pediculosis. Er verordnet in den meisten Fällen 12 g Kalomel auf 40 g Talcum und

---

[1] KREILOS-REITZ: Münch. med. Wschr. 1940, 51.
[2] BRUCK: Dtsch. med. Wschr. 1932, 35.
[3] WOLFF: Dtsch. med. Wschr. 1933, 21.
[4] SÄUFERLIN: Münch. med. Wschr. 1933, 32.
[5] GIERTMÜHLEN: Münch. med. Wschr. 1933, 32.
[6] RUETE-SCHOLZ: Dermat. Z. 68, 5.
[7] RITTERSBRUCH: Med. Welt 1934, 20.
[8] BRUCK: Fortschr. Ther. 1934, 2.
[9] LEINZINGER, Münch. med. Wschr. 1938, 20.
[10] LOHMER, Zbl. Gyn. 1940, 12.
[11] ASBECK: Dermat. Wschr. 1941, 15.

geht nur in besonders hartnäckigen Fällen auf 20/40 g hinauf, bei besonders starken, durch die Läuse verursachten Reizungen, bei denen die Gefahr der Resorption gegeben ist, auf 8/40 g herab. Der Puder wird 4 Tage lang morgens und abends an allen befallenen Stellen angewendet. Während der Behandlung wird nicht gewaschen. Kopfpartien werden mit einem Tuch eingeschlagen. Reizungen oder Schäden durch resorbiertes Quecksilber wurden nie beobachtet.

Silbersalze und das Metall, ferner Argentum proteinicum, werden als Puderbestandteil öfters gebraucht. So enthält der Milkudermpuder kolloides metallisches Silber, das im Sekret eine antiseptische Wirkung entfaltet. Inwieweit die Pudergrundlage einen Einfluß auf die Wirkung hat, ist bisher noch nicht untersucht worden.

Uran wird in Kombination mit Jod (Andriolprinzip von TRUTTWIN) und Wismut in dem Andriol-Wismut-Streupulver (Vertrieb Otto Stumpf A.G., Leipzig) bei Ulcera-cruris-Geschwüren, Ekzemen, Sykosis- und Brandwunden verwendet. Das Uran wirkt als Schwermetall antiparasitär, ist in geringem Grad radioaktiv und spaltet das Jod allmählich im Verlaufe der Therapie ab.

Wismutsalze, wie Dermatol, Xeroform, Noviform, sind in zahlreichen desinfizierenden Pudern enthalten. Auch Bismutum subnitricum ist ein häufiger Bestandteil adstringierender Puder.

Zinkoxyd ist wegen seiner mild-adstringierenden Wirkung ein sehr häufiger Bestandteil von Pudern, den wir wie Titamdioxyd als Pudergrundlage bereits eingehend besprochen haben. Weitaus seltener wird das Oxychlorid verwendet. Zinkundekanat und das Stearat wurden bereits erwähnt.

Wir sehen also, daß die Metallsalze in der Pudertherapie eine wesentlich geringere Rolle spielen als in der Salbenbehandlung. Es gibt nur wenige Metallsalze, die hier verwendet werden, und diese sind aus der Salbentherapie übernommen. Man hat diese Puder empirisch zusammengestellt und sich mit ihrer Verbesserung, mit dem Studium ihrer Wirkung, noch kaum beschäftigt. Es ist anzunehmen, daß wir hier, wenn wir ähnlich wie mit dem Schwefel intensiv arbeiten, interessante Ergebnisse erzielen könnten.

9. Gerbstoffpuder.

Die Gerbstofftherapie der Verbrennungen und anderer Hautschäden kann auch mit Pudern durchgeführt werden. Diese Anwendungsform hat sogar Vorteile, da die Puder zum Unterschied von Gerbstofflösungen nahezu unbeschränkt haltbar sind und ohne Apparatur überall angewendet werden können. Man hat dafür sowohl reines Tannin als auch Gerbstoffkonzentrate, ja selbst Gerbstoffdrogenpulver, vorgeschlagen und die verschiedensten Medien: Talcum, Kieselgur, Stärke als Grundlagen in Erwägung gezogen. Es scheiden aber alle die Grundlagen aus, die mit den gelösten Gerbstoffen reagieren könnten und so beide Komponenten unwirksam machen. Der auf Bd, II, S. 16 geschilderte Modellversuch zeigte ja schon, daß Zinksalze unbrauchbar sind; lösliche

Magnesiumsalze werden gleichfalls wenig geeignet sein, gegen unlösliche, wie Talcum, ferner gegen Bolus und Stärken sind keine Bedenken zu erheben.

Ein interessantes Präparat ist der **Frekasanpuder,** der zunächst von DINAND, einem praktischen Arzt in Frankfurt a. Main, hergestellt wurde und nunmehr von FRESENIUS in den Handel gebracht wird. Er besteht nach MAYER aus einer Mischung von Eichenrindenpulver, den Salzen zweier Schwermetalle und einem indifferenten Pulver (Talcum ?), das das Zusammenballen während der Sterilisation verhindert.

Es ist ohne Zweifel sehr zweckmäßig, an Stelle von reinem Tannin den Komplex der Eichenrinde (Ellag-Gerbstoffe) zu verwenden, da diese Substanzen mit allen ihren Ballaststoffen milder wirken. Die Arbeiten von MAYER[1], FLÖRKEN[2], WASSERMANN[3] bestätigen die theoretischen Überlegungen aus der Praxis.

Frekasanpuder enthält 3,1% mit Wasser extrahierbaren Gerbstoff, zeigt den Wasseraufnahmefaktor $W \dfrac{15}{0,10}$ und enthält 10% glühbeständige Substanzen. Da reine Eichenrinde etwa 4—5% Glührückstand ergibt, ist ihr Anteil im Puder recht groß, der an Talcum etwa bei 5% gelegen.

Schwierigkeiten dürfte anfangs das Sterilisieren bereitet haben, da die Ellag-Gerbstoffe nicht hitzebeständig sind und im allgemeinen nicht über 80° erwärmt werden sollen. FRESENIUS hat diesen Engpaß durch eine Sterilisationsmethode, die auch für Holz üblich ist, die Keimfreimachung durch strömende Luft, anscheinend überwunden, denn nach einer persönlichen Mitteilung von E. FRESENIUS ist die Erhaltung aller Wirkstoffe gewährleistet. Tatsächlich zeigt der Puder nach der Freiberger Filtermethode getestet, wie schon erwähnt, 3,1% Gerbstoff, die Eichenrinde enthält etwa 6%, so daß ein wesentlicher Teil die Hitze unbeschadet überstanden hat.

Hametumpuder der Firma Schwabe ist ein Fettpuder mit 1,7% Ätherlöslichem, also ein Fettpuder, der Hamamelisextrakt enthält. Wirksam sind darin nicht nur Gerbstoffe, die zu 0,7% enthalten sind, sondern auch ätherische Öle, die sich nach SCHMIDT[4] adstringierend und entzündungswidrig verhalten.

An Stelle von Tannin wird auch Tannoform, ein Kondensationsprodukt aus Gerbstoff und Formaldehyd, verwendet; er färbt, wie auch Tanninpuder, Haut und Wäsche.

Formaldehyd gerbt ebenfalls und desinfiziert, so daß er häufig in Pudern verwendet wird: Vasenol-Fußpuder, Formalin-Lenicetpuder. (Der Fissan-Schweiß- und Fußpuder enthält Paraformaldehyd.)

Die synthetischen Gerbstoffe, die JÄGER[5] zur Behandlung der Verbrennungen in Salben empfohlen hat, wurden bisher in Pudern unseres Wissens nicht verwendet; da sie sterilisierbar und haltbar sind und mild wirken, sind sie ohne Zweifel auch zur Puderbehandlung geeignet.

[1] MAYER: Münch. med. Wschr. **1939**, 38.   [2] FLÖRKEN: Chirurg **1940**, 4.   [3] WASSERMANN: Dtsch. Mil.arzt **6**, 4 (1941).   [4] SCHMIDT: Klin. Wschr. **20**, 31 (1941).   [5] JÄGER, R.: Arch. Gewebepath. u. Hyg. **7**, 86 (1936).

10. Desinfizierende Puder.

Unter einem Desinfiziens ist ein Präparat zu verstehen, das pathogene Keime vernichtet, unter einem Antisepticum ein Mittel, das für die Dauer seiner Anwesenheit die Bakterienentwicklung hemmt. Dem genauen Wortlaut der Definition nach sind daher die meisten Puder Antiseptica, die ihre Wirkung im Hautmilieu entfalten sollen.

Da eine genaue Trennung zwischen antiseptischen und desinfizierenden Pudern nur sehr schwer durchzuführen ist, wollen wir bei der Nomenklatur, die sich eingebürgert hat, bleiben, zumal die relative Gültigkeit des Begriffes „Desinfiziens" bereits erwähnt wurde.

„Desinfizierende" Puder werden in der Chirurgie, Pädiatrie, Gynäkologie und in der Dermatologie verwendet. Die Anwendungsarten überschneiden sich vielfach, doch hat jedes Fach seine speziellen Erfahrungen.

Der Chirurg und der Gynäkologe bedienen sich der hier zur Besprechung stehenden Puder zur Händedesinfektion. Unter den wasserundurchlässigen Gummihandschuhen bildet sich leicht „Handschuhsaft", der eine beträchtliche Anzahl von Keimen enthält und eine Gefahr für den aseptischen Wundverlauf bildet, sofern während des Eingriffes Löcher im Handschuh auftreten.

STRASSMANN[1] schlug daher vor, die Hände vor dem Anziehen der Handschuhe mit Borsäurepuder zu behandeln. Er reibt die gewaschenen Hände damit trocken. Diese Säure ist bestenfalls ein Antisepticum und ist zudem schwer sterilisierbar, da man höhere Temperaturen als 135° nicht anwenden kann, ohne die Substanz chemisch weitgehend zu verändern. PITZEN[2], SÜSSBACH[3], BARDENHAUER[4], SONNTAG[5] u. a. schlugen daher den **Vasoform** bzw. **Vasenoloformpuder** vor. Das erstere Präparat enthält 4%, das letztere 2,5% einer Salicylsäure-Formaldehydkombination. Beide sind mit Vasenol überfettete anorganische Puder. Die Theorie der Wirkung wird von SÜSSBACH wie folgt angegeben:

„Die natürliche Absonderung des sauren Handschweißes bewirkt eine Abspaltung von Formaldehyd aus dem Puder und hemmt die Schweißabsonderung, wodurch wiederum eine Keimausschwemmung aus den Tiefen der Hautporen unterbunden wird. Sollte trotzdem bei dazu disponierten Menschen eine stärkere Schweißabsonderung eintreten, so spaltet sich auch entsprechend mehr Formaldehyd ab. Es ist ja bei richtiger Anwendung des Puders ein genügend großer Vorrat davon auf den Händen vorhanden." Ein weiterer Vorteil sei darin zu erblicken, daß der Puder leicht in die Unternagelräume zu bringen ist und sich beim Bewegen der Finger und Hände mit Vorliebe in den Interdigitalfalten sammelt, er also an den Stellen der Hände seine Wirksamkeit entfalten kann, die bei der Desinfektion immer besondere Schwierigkeiten bereiten.

---

[1] STRASSMANN: Arch. Gynäk. **1927**; Z. Geburtsh. **46**, (1901).
[2] PITZEN: Münch. med. Wschr. **1926**, 52.
[3] SÜSSBACH: Dtsch. Z. Chir. **213**, 211.
[4] BARDENHAUER: Med. Welt **1932**, 13.
[5] SONNTAG: Zbl. Chir. **1929**, 23.

Die Wirksamkeit der beiden Puder als Händedesinfektionsmittel
wurde auch von KRUSE[1] an der gewöhnlichen Taghand und der mit
Colikeimen künstlich infizierten Hand geprüft und bewiesen. Die gewöhnliche Taghand wurde wie zu einer Operation nach der Wasser-,
Seife-, Bürsten- und Alkoholmethode vorbereitet und dann ihre Keimzahl
bestimmt. Darauf folgte die Einpuderung und nochmaliges Bestimmen
der Keimzahl. Der dann übergezogene sterile Operationshandschuh
wurde etwa 3 Stunden lang an den Händen belassen und darauf wiederum
die inzwischen aus den Poren ausgetretenen Keime bestimmt.

Ein wesentlicher Unterschied in der Wirkung des Vasenoloforms
und des Vasoforms ergab sich in den Versuchen von KRUSE nicht.

Nach WESTERMEIER[2] hingegen gab Vasoformpuder die besten Ergebnisse, die insbesondere die der Borsäure übertrafen.

Die Grundlagen der in der Chirurgie verwendeten Puder werden
wohl immer Talcum, Bolus, Zinkoxyd, kurz gesagt, anorganisches
Material sein, und zwar schon aus dem einfachen Grunde, weil die
Komponenten durch Ausglühen sterilisiert werden können. Dies ist nach
HELLENDAHL und FROMME[3] die einzige zuverlässige Methode, um
Sporenfreiheit zu gewährleisten. Bei Verwendung der Puder ist zu beachten, daß sie erst nach etwa 30 Minuten wirken, also dann, wenn
durch Perspiration genügend Feuchtigkeit im Innern des Handschuhs
angereichert ist.

Ganz anderen Zwecken dient der **Provocinpuder** der Degewop aus
Harnstoff-, Harnstoffperoxyd-Lactose-Gemisch, das zur „Madentherapie"
in ästhetischer Form empfohlen wird. SERFLING[4] möchte es als „Saug-
pumpe" äußerlich angewendet haben und zur Ergänzung innerlich ein
Sulfonamid darreichen lassen.

In der Kinderpflege werden Puder verwendet, um die durch den
anatomischen Bau bedingte funktionelle Unreife der kindlichen Haut,
eine Gefahrenquelle für das Kind, auszugleichen. Die Behandlung soll
die dünne Hornschicht, die nur wenig gegen mechanische Schäden und
Maceration und damit gegen das Eindringen von Krankheitskeimen
schützt, stärken. Die Befürworter der Puderbehandlung in der Säug-
lingspflege ziehen mit ZUMBUSCH[5], JEHLE[6] u. a. fetthaltige Präparate,
also überfettete Puder, vor. Ein desinfizierendes Mittel wird nur in
Ausnahmefällen zugesetzt. OXENIUS[7] z. B. gibt gegen Pruritus ani bei
Oxyuriasis Anaesthesinpulver und in besonders schweren Fällen eine
Mischung von 2 Teilen Anaesthesin mit 18 Teilen Vasenoloform an.

Interessant ist als desinfizierender Puder der Vaopin-Streupuder
der Vasenolwerke, der als Wirkstoff ein Phenol-Campher-Gemisch enthält. Unter der Sekreteinwirkung wird das Phenol allmählich abgespalten und entfaltet seine Wirkung.

---

[1] KRUSE: Bakteriologische Versuche mit Vasenoloform. Leipzig 1926.
[2] WESTERMEIER: Dtsch. Z. Chir. **241**, 1/2 (1933).
[3] HELLENDAHL u. FROMME: Zbl. Gynäk. **1912**, 48.
[4] SERFLING, Wien. med. Wschr. **93**, 44/45 (1943).
[5] ZUMBUSCH: Handbuch der Kinderheilkunde.
[6] JEHLE: Dtsch. med. Wschr. **1938**, 12.
[7] OXENIUS: Münch. med. Wschr. **1934**, 51.

Wie Schmidt-Lange[1] feststellte, hat das Bienengift eine beachtliche Desinfektionskraft. Diese Unterlage sowie die guten Erfahrungen Sieverts[2] haben wohl die Herstellung des Forarinpuders veranlaßt. Er enthält 0,25 mg% festes Bienengift in einem Gemisch von Bolus, Talkum und Kieselgel verteilt und wird bei schlecht heilenden Flächenwunden sowohl in der Human- wie auch in der Veterinär-Medizin empfohlen.

In der Dermatologie und in der Wundbehandlung ist die Anwendung desinfizierender Puder und solcher, die direkt oder indirekt pathogene Keime schädigen oder für sie ein ungeeignetes Medium verursachen, naturgemäß weitaus am größten. Hier werden Metallsalz-, Gerbstoff-, Formaldehyd- und Salicylpuder, die bereits Bd. II, S. 35 besprochen wurden, verwendet, ferner Puder mit Kresolen und Phenolen. Ein derartiges Desinfiziens in Puderform ist der Kresolpuder Fresenius, der im ersten Weltkrieg entstand. Er wird zur Läuse- und Flöhebekämpfung eingesetzt (Fleckfieberprophylaxe) und enthält 84% glühbeständige anorganische Substanzen sowie verschiedene Kresole. Sein aufdringlicher Geruch wird seine Verwendung auf besonders gelagerte Fälle beschränken.

Borsäure ist ein häufiger Bestandteil mild desinfizierender Puder, die neben diesem Wirkstoff noch andere Komponenten enthalten. Der Combustinpuder z. B. enthält die Säure, Bolus, Zinkoxyd, Talcum und Vaselinöl. Dialonpuder enthält die Säure, Thymol, Salbengrundlage und Talcum.

Chlorbromoxychinolin ist der Wirkstoff des Vulnalinpuders Riedel, der als Wundpuder empfohlen wird.

Ein neuartiges Produkt, das zwar nicht desinfiziert, aber durch seine Reduktionsfähigkeit die Zersetzung aufgesaugten Schweißes verhindert, ist das Silicoameisensäureanhydrid, ein hochvoluminöses Pulver, das wasserunlöslich bei der Reduktion zu Kieselsäure und Wasser zerfällt. Man verwendet es in Salben 10proz., in Puder 25proz. (Patentanmeldung Dr. R. Müller, Chem. Fabrik v. Heyden, Radebeul-Dresden; 2. 4. 42 bekanntgemacht).

Eine besondere Gruppe stellen die Puder mit Chemotherapeuticis dar. Die **Sulfonamidpuder** haben gegenüber den Salben den Vorteil, daß sie aufgestreut den Kontakt Wunde-Wundsekret-Wirkstoff unmittelbar und nicht erst durch Vermittlung eines meist hemmenden Gliedes — der Salbengrundlage — zustande bringen. Sie sind daher in vielen Fällen wirksamer und werden in der Therapie vorgezogen. Hier ist der Sulfortanpuder Homburg zu nennen, der aus 20% Sulfapyridin Homburg, 30% Harnstoff, 10% eines Harnstofformaldehydkondensates, das in der Wunde Aldehyd abspalten soll, und 40% eines Gemisches von Talcum, Bolus und Stärke besteht. Es wird als antiseptisches desodorierendes Mittel und zur lokalen Chemotherapie empfohlen. Nach Kemkes[3] ist in vitro die Harnstoff-Formaldehyd-Komponente in diesem Puder die gegen Bakterienkulturen aktive, sie wird aber durch das Sulfonamid ergänzt.

[1] Schmidt-Lange, Münch. med. Wschr. 1944, 34.　　[2] Sievert, Dissertation Hannover 1940.　　[3] Kemkes: Med. Welt 1942, 49.

Ähnliche Präparate sind der Ultraseptilurea-, Pyrimal- und Eubasinpuder. Letzterer besteht zu 80% aus Milchzucker. Im Cibazolwundpuder, der aus 10% Cibazol und 90% Borsäure besteht, soll die Säure Trägersubstanz und Lösungsvermittler sein.

Der Marfanil-Protalbin-Puder, kurz MP-Puder genannt, besteht aus 1 Teil Marfanil, dem salzsauren p-Aminomethylbenzolsulfonamid, und 9 Teilen Protalbin p-Aminobenzolsulfonamid. Dieses Gemisch ist hygroskopisch und muß verschlossen aufbewahrt werden. Die übliche chirurgische Wundversorgung wird durch den MP-Puder nicht ersetzt, sondern nur ergänzt. Das p_H der Wunden wird in den sauren Bereich verschoben (auf etwa p_H 5). Seine Anwendung erfolgt bei Quetschwunden, Zerreißungen, zur Gasbrandprophylaxe, bei Fisteln, Peritonitis und bei Erfrierungen. Man streut 5—20 g des Puders ein. Arbeiten über das Thema liegen von BERGER[1], HAFERLAND[2], BOSSE[3], HELLMER[4] (der Prontosil-Milchzucker-Gemische verwendete), DOMAGK[5] und GOECKE[6] vor. Nach PLECH[7] ist die Behandlung der Erfrierungen mit Sulfonamid- bzw. Dermatolpudern geradezu das Mittel der Wahl. Es würde zu weit führen, alle Arbeiten (32 bis zum Jahre 1944) anzuführen.

Über den Einfluß der Pudergrundlage auf den Wirkstoff wissen wir nur wenig. Ein Milchzuckerzusatz scheint jedenfalls zweckmäßig zu sein, da er die Hygroskopizität herabdrückt. Die Kombinationen werden in jedem einzelnen Fall zu prüfen sein, denn sonst sind unliebsame Überraschungen zu befürchten. STEENBERG und THORSELL z. B. stellten fest, daß Acridinderivate und Hormone so fest an Talcum gebunden werden, daß sie therapeutisch in dieser Mischung unwirksam sind.

11. Schmerz- und juckstillende Puder.

Um die „kühlende" und damit juckstillende Wirkung zu steigern, hat man Mentholzusätze zu den Grundsubstanzen versucht.

Rp. Mentholi　　　0,2
Zinci oxyd.
Talci $\overline{aa}$ ad 20,0.

Derartige Mischungen reizen bisweilen, so daß BRUCK[8] trotz ihrer günstigen Wirkung Teerpuder vorzieht.

Schmerzstillende Puder im engeren Sinne enthalten Anaesthesin, Cycloform oder Orthoform in wechselnden Mengen. Eine Wirkung ist nur zu erwarten, wenn die Epidermis geschädigt ist und somit eine direkte Beeinflussung der Hautnerven nach erfolgter Penetration entsteht. Auf der gesunden Haut kommen die Wirkstoffe nicht zur Geltung, da sie, wie erst wieder BÜRGI[9] zeigte, die obersten Hautschichten nicht

[1] BERGER: Zbl. Chir. **1941**, 37.　　　[2] HAFERLAND: Arch. klin. Chir. **202**, 3 (1941).　　[3] BOSSE: Med. Welt **1941**, 31. BOSSE, BOSSE-JÄGER: Die örtliche Sulfonamidtherapie, Stuttgart 1943.　[4] HELLMER: Chirurg **1941**, 17.　[5] DOMAGK: Chirurg **1941**, 151; Med. u. Chem. 4 (1942).　[6] GOECKE: Münch. med. Wschr. **1942**, 24, 542; ebenda 48, 1014.　[7] PLECH: Med. Klin. **1943**, 17/18.　[8] BRUCK: Fortschr. Ther. **1943**, 2.　[9] BÜRGI: Die Durchlässigkeit der Haut für Arzneimittel und Gifte. Berlin: Springer 1941.

durchdringen. Ein solches Anaestheticum enthält das Cutrenpulver der
Promonta, das im wesentlichen aus Harnstoff und Thioharnstoff besteht
und zur Wundbehandlung dient.

12. Puder als Lichtschutzmittel.

Der Schutz gegen Sonnenstrahlen ist eine der ältesten Indikationen
der Puderbehandlung. In Zeiten, in denen Sonnenschirme und eine
blasse,höchstens rosige Haut modern und vornehm sind, braucht man
Puder, um die „unfeine" Bräunung zu verdecken und zu verhindern
Schlägt die Mode um und ist Braun modern und sportlich, so hilft man
mit Pudern, denen braune Pigmentfarben zugefügt werden, nach. Man
gewinnt dadurch zwar nicht das Sportabzeichen, sieht aber so aus, als
hätte man es.

Im Blütezeitalter der Puder, dem Rokoko, und auch später bis in
die Gegenwart hinein, hat man fast durchweg mit deckenden Pigmentfarben als Puder gearbeitet. Zinkoxyd, in neuerer Zeit Titandioxyd
und auch braune Pigmente waren das wichtigste Rüstzeug. Die anderen
Lichtschutzmittel, die wir bei der Besprechung der Salben erwähnten,
kamen in der Pudertherapie kaum zur Verwendung, da in dieser trockenen Anwendungsform die Grundbedingung fehlt, ihr Zustand: „in ge-
löster Form". Als Substanz aufgestreut wirken die Lichtschutzmittel
alle entweder gar nicht oder nur dort, wo sie im Hautsekret zur Lösung
kommen. Ein Kompromiß, der diese Divergenzen überbrücken soll, wird
im D.R.P. 722425 der Ultra-Kosmetik-Gesellschaft, Berlin, vorgeschlagen. Sie läßt Ultraviolettlicht absorbierende (besser wäre inakti-
vierende) Substanzen, wie Umbelliferonderivate, in Fetten, Ölen u. dgl.
lösen und trägt diese Lösungen durch Versprühen auf eine Pudergrundlage auf. Ein solches Lichtschutzmittel wirke nicht fettend, rufe keinen
Fettspiegel hervor und könne mit Pigmenten weiter getönt werden.
Die Firma war offenbar in der Lage nachzuweisen, daß es sich hier
tatsächlich um eine Erfindung handelt, und daß das Verfahren nicht,
wie man annehmen sollte, nur eine Modifizierung altbekannter Tat-
sachen ist.

13. Über die Herstellung der Puder.

Die einzelnen Komponenten der Puder sind fest, schmalzartig oder
flüssig und können in verschiedener Weise zusammengebracht werden.

Der erste Arbeitsgang beim Mischen fester Puderbestandteile besteht im Sieben der einzelnen Komponenten, denen sich das Mischen
anschließt. Maschinell sind dazu Mischtrommeln ausgearbeitet worden.
Für die Rezeptur bewährt sich eine Blechdose, in der rotierende Metall-
kugeln das Mischen besorgen. Diese Anordnung mischt besser als ein
Pistill in der Reibschale. Auch in der Kosmetik mischt man meist
trocken[1] und siebt durch Seidensiebe. Die Farben werden mit einem
Teil der Grundstoffe gemischt und als Konzentrat eingearbeitet. Da-

---

[1] Notiz in Fette u. Seifen **49**, 3 (1942).

neben ist auch die „nasse Methode", in der feucht gemischt und dann getrocknet und gemahlen wird, hier und da in Verwendung.

Bei der Herstellung überfetteter Puder kann man:

1. einen kleinen Teil des Puders mit dem Fett verreiben und dieser Paste das restliche Material zufügen;

2. das ganze Material mit dem in Äther, Petroläther oder Benzin gelösten Fettstoff tränken und das Lösungsmittel beim weiteren Mischen verjagen;

3. das gelöste oder geschmolzene Fett dem Puder unter Rühren aufsprayen.

Die beiden letzteren Verfahren verteilen die Fettkomponente natürlich weitaus intensiver als das erstere, das immer einzelne Partikeln ungefettet läßt, andere dagegen überfettet.

Das zweite Verfahren hat den Nachteil, daß nicht nur die äußere, sondern auch die innere Oberfläche der Puderbestandteile, wie etwa des Kieselgurs, befetten. Dadurch wird Fett verschwendet und die sorptive Kraft der Grundlage herabgedrückt.

Die Industrie verwendet zur Herstellung überfetteter Puder „spezielle Verfahren". Worin diese bestehen, wird nicht angegeben.

14. Über die Verpackung der Puder.

Lose Puder werden nur in zwei Verpackungsarten geliefert, und zwar in Schachteln, aus denen man mit einem Wattebausch (kosmetisch mit einer Puderquaste) die daran haftende Menge entnimmt und aufstäubt, und in Streudosen. Die Streudosen können aus Blech, Pappe oder Kunststoff hergestellt sein. Die einfachste Form der Pappdosen besteht aus einem Zylinder, dessen eine Abschlußebene perforiert ist. Man öffnet die mit Papier geschützte Perforation und schützt dann die gebrauchsfertige Packung vor Puderverlusten durch eine Kappe. Eleganter sind ovale Blechdosen, die einen kleinen Aufsatz, einen Turm, tragen, dessen ebener Abschluß perforiert ist. Zweckmäßig erscheinen die Dosen, die z. B. die Desitinwerke für ihren Milkudermpuder gewählt haben. Es sind dies niedrige Zylinder, deren gewölbte perforierte Oberfläche durch Drehen geschlossen oder geöffnet werden kann. Die Unterseite ist zum Springkeildeckel ausgebildet, kann leicht geöffnet werden, so daß Nachfüllungen schnell vorzunehmen sind.

Die Marfanil-Protalbinpuderdosen sind flach, taschenuhrförmig. Auf einen Druck hin reißt die eingeschlossene Luft eine kleine Pudermenge durch die Ausstreuöffnung, die bei Nichtgebrauch mit einem Stopfen verschlossen wird. Diese Anordnung ermöglicht es, auch kleinere Dosen auf engumgrenztem Raum zu verteilen.

15. Puder in der Kosmetik.

Die Puder spielen in der Kosmetik eine wichtigere Rolle als in der Medizin, jedoch nicht immer mit Berechtigung, denn zur Pflege der gesunden Haut ist das regelmäßige Einpudern völlig überflüssig. Es ist nur berechtigt, wenn Verfärbungen überdeckt oder übermäßige Absonderungen beseitigt werden sollen. Ein Zuviel ist der Haut unzuträglich, denn die Poren werden verstopft oder erweitert, die Haut wird welk und fahl, sie kann durch Kokken infiziert werden[1].

Technisch unterscheidet sich die Anwendung der kosmetischen Puder ziemlich weitgehend von der medizinischer Präparate. Letztere werden mit sterilen Wattebauschen aufgetragen oder aus Streudosen appliziert, erstere mit Puderquasten oder, falls es sich um Kompaktpuder handelt, mit Leder oder Frotteekissen eingerieben. Die Puderquasten, die mit der Haut kaum in Berührung kommen, dürften nur selten zu Infektionen führen, die Kissen hingegen sind gefährlicher, da sie, einmal infiziert, leicht zur Verschleppung von Keimen dienen können.

Das Pudern zur Tönung der Haut ist der Kosmetik vorbehalten, es ist von der medizinischen Anwendung der Puder so weit entfernt, daß es nur erwähnt werden soll. Wirtschaftlich spielen die kosmetischen Puder in vielen Ländern eine sehr bedeutende Rolle. Die kosmetische Industrie vertreibt insbesondere drei Sorten von Pudern, lose Puder, kompakte und flüssige Puder.

Die losen Puder sind auch die in der Pharmazie verwendeten Präparate, die flüssigen Puder sind, wie schon erwähnt, pharmazeutisch gesehen Schüttelmixturen. Die Kompakte sind eine Puderform, die in der Pharmazie kaum verwendet werden. Sie seien daher im folgenden nur kurz besprochen.

Ein Kompaktpuder ist ein, meist durch Pressen, räumlich zusammengedrücktes Cosmeticum, aus dem man sich durch Abreiben mit einem Leder oder Tuch die nötige Pudermenge jeweils beschafft. Die Vorteile dieser Anwendungsform, nämlich der Fortfall des Stäubens und die Raumersparnis, stehen dem Nachteil, dem Verlust der Kornfeinheit gegenüber. Kompakte werden entweder gegossen, als Bindemittel dient dann Gips oder, und dies ist weit häufiger der Fall, sie werden feucht oder trocken gepreßt. Der Zusammenhalt der Teilchen wird in diesen Fällen gleichfalls durch Bindemittel, „Binder“ genannt, wie Stärke, Tragant, Gummi, gewährleistet.

Die Grundmassen der Kompakte sind vorwiegend Talcum, Kaolin, Zinkoxyd, Stärke, Magnesium- und Calciumcarbonat, also alle die Stoffe, die auch in losen Pudern die Grundmasse darstellen. Dazu kommen noch Farb- und Geruchstoffe, denn es handelt sich ja fast ausschließlich um Cosmetica. Der Parfümanteil beträgt 1—2%, derjenige der Pigmentfarben, zu denen auch noch lösliche Farbstoffe zugefügt werden können, etwa 25%. Die Anteile sind also ziemlich hoch, so daß bei Überempfindlichen Hautschäden möglich sind.

Einen ganz neuen Anwendungszweck haben die Puder durch D.R.P. 722 291 und ein Zusatzpatent erhalten. Mischt man z. B. einen fettlöslichen Farbstoff, wie Sudan III oder Ceresinviolett, mit Talcum oder besser mit Quarzmehl, und streut dieses Gemisch aus einer Puderdose auf kampfstoffverdächtiges Gelände, so löst der ölige Kampfstoff, den der Puder aufsaugt, die Farbe, und es bilden sich an den verseuchten Stellen gefärbte Flecken.

―――――
[1] BRUCK: Fortschr. Ther. **1934**, 2.

16. Klinische Ergebnisse der Puderbehandlung.

Die klinischen Indikationen der Puderanwendung haben in den eben verflossenen Jahrzehnten erhebliche Schwankungen und in den letzten Jahren eine wesentliche Ausdehnung erfahren.

Im Jahre 1915 empfahl LESSER [1] die Puderbehandlung nur bei akuten erythematösen und papulösen Ekzemen und schränkte diese Indikationen durch den Nachsatz „oder noch besser Pastenbehandlung" noch weiter ein. Er sagt dann auch: „Es kommt weniger auf die chemische Zusammensetzung des angewendeten Puders an, als auf seine Feinheit und Reinheit." Diese Einschränkung besteht heute nur noch dann zu Recht, wenn man die Wirkungsweise von ganz indifferenten Pudern, wie Zincum oxydatum, Talcum, Amylum u. a., ins Auge faßt. In dieser Hinsicht definieren auch ZIELER und SIEBERT [2] den Effekt: „Die Puderbehandlung hat nur bei ganz frischen, nicht nässenden Hautentzündungen eine heilende Wirkung."

Über die physiologische oder physikalisch-chemische Wirkung der Puder ist daher auch sehr wenig in den Hand- und Lehrbüchern zu finden. Im allgemeinen gibt man sich mit der Kühlwirkung zufrieden durch „Vergrößerung der Hautoberfläche", Aufsaugung oder Adsorption von Sekreten oder Schweiß und die dadurch bewirkte „action raffraichissante, desséchante et décongestionante" (DARIER). Auch WINTERNITZ [3] widmet in einer 113 Seiten langen Arbeit nur eine Seite der Puderbehandlung. Immerhin wird in dieser Arbeit schon auf verschiedene Puderwirkungen: als Vehikel, als Reiz- und Ätzmittel, auf antiparasitäre, antiseptische und anästhetische Wirkung hingewiesen.

C. BRUCK [4] geht dann 1934 eingehend auf die erheblich größere Anwendungsmöglichkeit der Puder bei der Behandlung und Pflege der Haut ein und begrüßt diese Entwicklung, weil die Puderbehandlung bei richtiger Indikation und Technik für den Kranken bequem und sauber und ohne Verband und Berufsstörungen erfolgen kann. Über die physikalische Wirkung ist auch von diesem Autor nichts wesentlich Neues erwähnt. „Das Ausschlaggebende für die physikalische Puderwirkung ist also der Dispersitätsgrad der einzelnen Puder."

Ehe wir nun den Indikationsbereich aufstellen, der heute durch die Pudertherapie ermöglicht ist, muß noch darauf hingewiesen werden, daß die *Technik* der *Puderanwendung* für den Erfolg maßgebend ist, ebenso wie etwa ein feuchter Umschlag ganz anders als ein Prißnitzverband wirkt. In klinischen Vorversuchen mit derselben indifferenten Zinkoxydpudergrundlage zeigte sich deutlich, daß *prinzipiell zwei verschiedene Applikationsformen* auf der gesunden oder kranken Haut ausgeführt werden können, und zwar einmal das „*Einpudern*" mit Wattebausch oder mit Streubüchse, wobei niederschlagsmäßig der Puder auf

---

[1] LESSER, ED.: Siehe das Kapitel über Hautkrankheiten in dem Buch „Die Therapie an den Berliner Universitätskliniken".   [2] ZIELER u. SIEBERT: Behandlung der Haut- und Geschlechtskrankheiten, 10. Aufl. 1940.   [3] WINTERNITZ: Die allgemeine Therapie der Haut in JADASSOHN: Handbuch der Haut- und Geschlechtskrankheiten 5, 1.   [4] BRUCK, C.: Fortschr. Ther. 1934, 2.

die oberen Hautschichten fällt, ohne daß der Bausch die Haut berührt, ferner das *Einreiben* oder gar *Einmassieren* von Puderarten.

Die *interne Behandlung* mit Puder auf den Schleimhäuten, Einblasen bei Cervixerkrankungen, Schnupfen, von anämisierenden oder hormonhaltigen Pudern sowie die chirurgische Puderanwendung zur Desinfektion von tiefen Verletzungs- oder Operationswunden seien hier nur anhangsweise erwähnt.

Es konnte erwartet werden, daß der mit einem sterilen Bausch eingeriebene Puder intensiver wirkt, da er mit den capillaren Räumen in der Epidermisoberschicht in engeren Kontakt kommt. Dies ergeben auch klinische Simultanversuche, bei denen an symmetrischen Körperstellen bei diffuser, beginnender Dermatitis Puder aufgestäubt und einmassiert wurde. Dabei zeigte sich deutlich eine stärkere Puderwirkung auf der Seite des Einmassierens. Dies trat besonders dann auffällig in Erscheinung, wenn z. B. ein Gerbstoff, wie Tannin, zugesetzt war.

Die von manchen Klinikern bei universellen Dermatitiden oder beginnenden ausgedehnten Ekzemen angewendete Form des *Puderbettes* kommt natürlich durch den intensiven Puderkontakt der Applikationsart des Einreibens sehr nahe.

Die *Applikationsform* des Puders ist also wichtig, das Aufstreuen oder das Einreiben hat eine prinzipiell andere Wirkung, wobei durch Einreiben eine intensivere Austrocknung mit indifferentem Puder erreicht werden kann.

Ferner sollten klinische *Simultanprüfungen* zeigen, ob wirklich die aufsaugende oder *austrocknende Wirkung* vom *Dispersitätsgrad* des an sich indifferenten Puders abhängt, also von der Teilchengröße, wobei der rein physikalische Vorgang der Austrocknung bei einem Puder mit besonders großer Oberfläche größer sein müßte.

Wir wählten zur Klärung dieser Frage zwei indifferente Pudergrundlagen pflanzlichen Ursprungs mit möglichst verschiedener Korngröße: die Reisstärke mit Körnchen von 4—5 μ und die Kartoffelstärke mit etwa 100 μ Körnchengröße.

Behandelt wurden mehrere Kranke mit beginnenden Dermatitiden im Gesicht und am Körper, bei denen symmetrische Stellen befallen waren. Es zeigte sich dabei, daß der feinkörnige Reispuder, sowohl beim Aufstreuen wie beim Einreiben, eine schneller austrocknende Wirkung hatte als die grobkörnige Kartoffelstärke. Dabei spielte also die scharfkantige Körnchenform des Reispuders keine störende Rolle. Der austrocknende Effekt hing deutlich von dem Dispersitätsgrad des Puders ab.

Wir haben nun versucht, den Therapiebereich der modernen Puderbehandlung, der ganz besonders durch die Sulfonamide in der letzten Zeit erweitert wurde, in einer Tabelle übersichtlich zusammenzustellen.

Indikationsbereich der Puderbehandlung.

A. Kosmetisch(-dermatologische) Puder.

1. Nivellierend, bei Gesichtsnarben, z. B. nach Follikulitiden oder pustulösen Varicellen u. a.

2. Abdeckend, bei Pigmentmangel und Pigmentierungen, Dyschromien, Naevus flammeus u. a.

3. Färbend, rein kosmetisch auch bei Argyrose.

4. Desodorierend, bei Bromidrosis.

B. Therapeutische Puder.

1. Indifferente: zur Austrocknung beginnender Erytheme, Ekzeme oder Dermatitiden (siehe Bd. II, S. 14). Adsorptive Wirkung durch Bildung eines dispersen Systems.

2. Fettende bei besonders spröder und rauher Haut.

3. Entfettende, z. B. bei Seborrhoea oleosa.

4. Juckreizstillende und anästhesierende (Thymol-, Menthol- und Carbolsäurezusatz), siehe Bd. II, S. 20 bzw. 38.

5. Kühlende (siehe Bd. II, S. 24).

6. Schutz- und Deckpuder, bei Analekzem, LEINERscher Dermatitis der Kinder mit Schichtwirkung.

7. Antibakteriell mit immunisierender Wirkung: Antipiolpuder.

8. Desinfizierend: Jodoform, Xeroform, sulfonamidhaltige Puder.

9. Gerbende, adstringierende Tannoformpuder, Frekasanpuder.

10. Ansäuernde bei Mykosen, siehe Bd. II, S. 18.

11. Ätzende: Summitates Sabinae und Resorcin, bei Condylomata acuminata.

12. Lichtschutz, siehe Bd. II, S. 39.

13. Hämostyptisch: CLAUDEN.

14. Hormonwirkung: Physhormonschnupfpuder (Hypophysen-Hinterlappenextrakt) bei Diabetes insipidus und nach GÖBBELS bei Acne rosacea[1].

Bei der Einteilung ist bewußt die Puderanwendung, bei welcher keine Veränderung der Hautzellen erstrebt wird, als kosmetische abgeteilt. An der Spitze der therapeutischen Skala wurde die älteste Anwendungsform der *Austrocknung* gestellt, wobei hier auf das bereits Ausgeführte mit anorganischen und organischen Produkten verwiesen wird. Klinisch kommen dafür nur Erytheme oder eben beginnende Ekzeme und Dermatitiden in Frage. Nach unseren Versuchen hat dabei das Bestreben der Industrie, möglichst fein disperse Puder herauszubringen, volle Berechtigung.

Über die *fettenden* und *entfettenden* Möglichkeiten ist in der pharmakologischen Ausführung Bd. II, S. 24 ausführlich berichtet worden, so daß von klinischer Seite nicht viel hinzuzusetzen ist. Im allgemeinen wird die Fettung der Haut mit Salben schneller und intensiver erreicht als mit Pudern, doch wird man zur Pudertherapie mit fetthaltigen Pudern greifen, wenn z. B. eine Allergie gegen Salbengrundlagen vorliegt oder aus bestimmten Gründen der matte Puderglanz auf der Haut erwünscht ist.

Die juckreizstillende oder anästhesierende Wirkung auf der intakten Haut kann den Effekt der spirituösen Betupfungen nicht erreichen. Ihre Anwendung in der Klinik ist daher auch sehr bescheiden. Oft hängt die juckreizstillende Wirkung eng mit der „*Kühlwirkung*" zusammen, wobei die Ausführungen Bd. II, S. 20 von Wichtigkeit sind.

Die praktische Anwendung der *Schutz-* und *Deckpuderbehandlung* der kleinen Kinder in den Hautfalten und der Genitalgegend wird allgemein durchgeführt. Die Anzahl der angepriesenen Mittel ist sehr groß, und in der Praxis werden die meist talcumhaltigen Puder wohl alle

---

[1] GÖBBELS: Kosmetologische Rundschau **3**, 2 (1935).

ziemlich gleich gut wirken. Dabei wird an erster Stelle die sekretaufsaugende, dann die Schichtwirkung der dick aufzutragenden Puder die gewünschte Schutzdecke bieten.

Hier ist besonders noch der Antipiolpuder zu erwähnen, dem eine *immunisierende Substanz* zugesetzt ist. Nach dem Prinzip von BESREDKA wurde nach der Einführung der Antipiolsalbe auch Puder aus Talcum und Zinkichthyolat mit der immunisierenden Substanz (wahrscheinlich Staphylo- und Streptokokkenautolysate) zugesetzt. Der Puder erwies sich uns bei beginnenden Pyodermien und Follikulitiden in der Axilla und Genitalgegend als besonders wirksam, zumal wenn Salbe nicht vertragen wurde.

Die *Oberflächen-* und *Tiefendesinfektion* mit Pudern hat in den letzten Jahren eine bedeutende Beachtung erfahren. Wir wollen dabei im Rahmen dieses Buches nur kurz auf die chirurgische Behandlung infizierter und infektionsgefährdeter Wunden mit Sulfonamiden hinweisen. So bezeichnet H. HAFERLAND[1] zusammenfassend die Behandlung mit Marfanil-Prontalbinpuder als einen wesentlichen Fortschritt. G. DOMAGK[2] formuliert in seiner Arbeit „Die Grundlage der Sulfonamidtherapie unter besonderer Berücksichtigung der Bedürfnisse in der Chirurgie": „Die Wirkung aller Sulfonamide und ihrer Derivate beruht darauf, daß sie selbst oder im Körper daraus entstandene Spaltprodukte die Bakterien so schädigen, daß sie nunmehr den natürlichen Abwehrfunktionen des Körpers erliegen, insbesondere den Leukocyten und Histiocyten, die jetzt die geschädigten Keime phagocytieren und verdauen können, während ihnen das bei virulenten ungeschädigten Keimen nicht gelingt. Die Verminderung der Bacillen und ihre Schädigung, die sich bei Streptokokken und Gasödemkeimen beispielsweise auf Blutplatten nachweisen läßt, waren an sich noch nichts Besonderes, da dieses auch manche der älteren Desinfektionsmittel können. Hinzu kommt aber, daß die brauchbaren Sulfonamide im Gegensatz zu den üblichen Desinfektionsmitteln nicht die so wichtige phagocytäre Tätigkeit der Leukocyten und Histiocyten hemmen, selbst noch nicht in viel höheren Konzentrationen, als sie zur Schädigung der Bakterien ausreichend sind."

Im Hinblick auf die leicht zu beurteilende lokale Wirkung durch Sulfonamidpuder bei Hautinfektionserkrankungen ist es merkwürdig, daß von dermatologischer Seite diese Behandlung erst begann, nachdem von chirurgischer Seite über Erfolge bei tiefen, infizierten oder infektgefährdeten Wunden berichtet wurde. Der Grund dafür mag darin liegen, daß zweifellos gute Oberflächendesinfizienzien in Lösungen und Salbenform vorhanden waren und man mit der Wirkung zufrieden war. Wichtig wird aber die Anwendung desinfizierender Puder besonders in Kriegszeiten, wo Salbengrundlagen gespart werden sollen, zumal auch der Verbrauch von Verbandmaterial und Wäsche durch Puderbehandlung erheblich eingeschränkt wird.

---

[1] HAFERLAND, H.: Arch. klin. Chir. **202**, H. 3.
[2] DOMAGK, G.: Chirurg **1941**, H. 15.

SCHNIEPER[1] hebt hervor, daß die Anfänge der lokalen Sulfonamidtherapie von JÄGER[2] angegeben wurden, der die außerordentlich günstige Wirkung der lokalen Prontosilanwendung bei einer größeren Zahl von Hautaffektionen, wie Phlegmonen, Furunkeln, Karbunkeln, Mastitiden, Mykosen, Ekzemen, Verbrennungen, Wunden u. a. sah. Dabei beruht der Vorteil der lokalen Anwendung der Sulfonamide nach DOMAGK darauf, daß am Infektionsherd eine besonders hohe Konzentration des Chemotherapeuticums zu erzielen ist, ohne daß dabei Gewebsschädigungen beobachtet werden. Auch mit einer unerwünschten Resorption ist nach bisherigen Erfahrungen nicht zu rechnen.

Klinisch besonders indiziert sind nach unseren Beobachtungen alle Formen von *Pyodermien* sowie oberflächlichen *Mykosen*, besonders *Saprophytosen* und *Hautdiphtherie*.

Bei den Pyodermien ist es wesentlich, zunächst durch Entfernung der Krusten mit Tupfer und Öl oder Ungt. leniens die Basis für den unmittelbaren Kontakt des Puders mit den Bakterien zu schaffen. Dann trocknen die Pyodermien sehr schnell ab und damit ist die Heilung meist schon in 3—4 Tagen erreicht. Wir haben Eubasin-, Cibazol- sowie Marfanil-Prontalbin- und Sufortanpuder klinisch simultan erprobt und im Vergleich mit Salbenapplikationen geprüft und fanden die verschiedenen Sulfonamidpräparate etwa gleich gut bewährt. Wie aus dem Prospekt des Eubasinstreupuders hervorgeht, fällt die sofortige Verminderung der Eitersekretion und die Säuberung des Wundgebietes mit fortschreitender Granulationsbildung auf. Die schlechte Löslichkeit der Sulfonamide gestattet auch eine längere Anwendung, ohne daß Resorption nennenswerter Mengen der Substanzen eintritt. Allerdings müssen die Puder und nicht Reinsubstanzen, die Nekrosen verursachen können (JECKER[3]), gebraucht werden.

Die Bedeutung der Sulfonamid-Puder in der Klinik wird kürzlich von W. SCHULTZE (Med. Welt 1944 Nr. 35/36) gewürdigt. Der Autor hat besonders mit einem Pudergemisch von Prontalbin, Eleudron und Marfanil im Verhältnis 1:1:1 zahlreiche Hautkranke mit Pyodermie, Follikulitis, Furunkulose, Schweißdrüsenabscessen, lokalisierte und infizierte Ekzeme sowie Mykosen und Dekubitalgeschwüre behandelt. Er kommt zu dem Resultat, daß die Pudergemische nach direktem Kontakt auf der Haut, nachdem die Borken und Krusten sorgfältig beseitigt waren, schneller und intensiver wirken als nach Verarbeitung in Salbengrundlagen, zumal diese Patienten gelegentlich nach Vorbehandlung mit Salben eine regelrechte Fettreizung bekamen. Vorteilhaft werden diese Pudergemische mit feuchten Umschlägen (Borwasser oder Kamillenabkochung) kombiniert. Wenn die Haut sehr trocken ist, werden 1 bis 2% dieser Pudergemische zu Zinköl oder als Zinkschüttelmixtur zu Zinc. oxydat., Talc. venet., Glycerin, Aqua dest. āā 1—5% zugesetzt. Diese niedere Konzentration soll vollkommen ausreichend sein.

Diese Erkenntnisse sind besonders wichtig in Zeiten, wo Salbengrundlagen gespart werden müssen. Resorptionsschäden wurden nie beobachtet.

[1] SCHNIEPER: Schweiz. med. Wschr. **1941**, Nr 10.   [2] JÄGER: Dtsch. med. Wschr. **1936**, 183.   [3] JECKER: Helvet. med. Acta **9**, 3 (1942).

Die leichte Wäscheverfärbung verschwindet nach normaler Wäsche, doch wird das Keratin der Nägel selektiv angefärbt. Auch zur Nachbehandlung von Scabies mit Pyodermie eignete sich die Behandlung gut. Bei Furunkeln wurde kein besonderer Erfolg erzielt, ebenso nicht bei Schweißdrüsenabscessen. Dagegen wurden sekundär infizierte Strophulusfälle in Form der Schüttelmixtur schnell gebessert. Lokalisierte Ohrekzeme wurden mit dem Pudergemisch und Borwasserstreifen rasch zur Abheilung gebracht. Bei tiefen Trichophytien ist naturgemäß kein Erfolg zu erwarten. Auch bei Verbrennungen 1.—2. Grades hat sich das Pudergemisch mit feuchten Verbänden gut bewährt.

Die klinische Anwendung der desinfizierten Puder hat somit eine erhebliche Verbreiterung und Würdigung erfahren.

Für die Behandlung des Pemphigus neonatorum wird von ROSENTHAL aus der Universitätskinderklinik Rostock[1] Vulnalinpuder, eine Chlor-bromoxychinolinverarbeitung, empfohlen, der sich auch bei starker Intertrigo und Varicellen bewährt hat. Auch bei Epidermophytien wird er angezeigt.

In der französischen Literatur berichtet SEZARY[2] über die Behandlung von Intertrigo, Balanitis, Impetigo, Ulcus cruris, Dermatitis herpetiformis mit Pudern. Erwähnt wird neben einem Puder mit

Cuprum sulfuricum 0,03
Zinc. sulf.   0,05
Talc.   ad 20,0

auch ein Paramino-Phenyl-Sulfonamidpuder.

In der Venereologie wird besonders bei Ulcus molle und phagedänischen Ulcerationen sowie bei Lymphogranuloma inguinale die Sulfonamidtherapie in Pulverform zur Unterstützung der gleichzeitig parenteral gegebenen Sulfonamidkörper empfohlen. An dieser Stelle muß noch der besonderen Pflege bei den in letzter Zeit unter dem Bilde der Ekthymata oder ulcerierter Pyodermien auftretenden *Hautdiphtherien* gedacht werden.

G. BRILLINGER gibt in einer Arbeit[3] ein ausführliches Bild über die Leistungsfähigkeit anderer Heilmittel im Vergleich zu Sulfonamidpudern:

Tabelle 10.

Medikament	Rivanol 1:10 000	Chinosol	Eubasin	Marfanil Prontalbin	Di-Serum
Zahl der Fälle	79	24	18	11	5
Behandlungstage	8,4	9,8	8,7	6,5	20,4

„Auffällig ist die bedeutend kürzere Behandlungszeit mit Marfanil-Prontalbinpuder, wobei ich mir der Fehlergrenze durch die erheblich geringere Vergleichszahl bewußt bin. Ich möchte gleich auf einen Nachteil der Puderbehandlung mit Sulfonamiden hinweisen. Es ist dies die Verkrustung der Geschwüre und die damit verbundene Sekretverhaltung,

---

[1] ROSENTHAL: Kinderärztl. Praxis **1942**, H. 11.   [2] SEZARY: Presse méd. **1941**, Nr 7879.   [3] BRILLINGER, G.: Dermat. Wsch. **1943**.

die neben erheblichen Schmerzen in vielen Fällen zu Entzündungen der Lymphbahnen und Lymphdrüsen führte. Ich habe daher trotz des Vorteils des schnelleren Freiwerdens der Geschwüre von Di-Bazillen der Behandlung mit 1 : 10000 Rivanollösung den Vorzug gegeben."

Auf die von BRILLINGER hingewiesene Verkrustung der Pyodermien wurde bisher bei der Puderbehandlung kein großer Wert gelegt, jedoch können wir bei eigenen klinischen Beobachtungen diesen Nachteil bestätigen. Wir helfen uns bei Hautdiphtherien gegen die Verkrustung durch tägliche Entfernung der Auflagerungen mit einem indifferenten Öl oder mit Cetiol.

Als Kombinationsprodukt von Sulfapyridin und Harnstoff steht der Sufortanpuder zur Verfügung, der 20% Sulfapyridin, 30% Harnstoff, 10% Harnstoff-Formaldehydkondensat und 40% Bolus-Amylum-Talk enthält. Neben der antiseptischen Wirkung wird auch die sekretionsmindernde und desodorierende Komponente beschrieben. Das Präparat neigte zu Verklumpungen und wurde daraufhin in seinem Dispersitätsgrad verfeinert.

So hat sich die Sulfonamidpudertherapie neben dem alten gut bewährten Jodoform, das neben gelegentlichen Reizungen auch den Nachteil des „suspekten" Geruches an sich hat, einen wichtigen Platz in der allgemeinen Puderbehandlung heute bereits erworben.

Das Xeroform, Bismutum tribromphenylicum hat wegen seiner Geruchlosigkeit neben Orthoform das Jodoform in vielen Fällen verdrängt und wird neben der chirurgischen Behandlung von aseptischen und infizierten Wunden und Geschwüren bei nässenden Ekzemen, Intertrigo und Brandwunden empfohlen.

Die *Puder mit gerbender oder adstringierender Wirkung* werden in der Dermatologie besonders bei Dishidrosen, ferner zur Behandlung der Erosio interdigitalis, der Hand- und Fußmykosen und den dabei häufigen Hautmacerationen sowie zur Nachbehandlung von Ekzemen verordnet. Die klinische Anwendung der bekanntesten gerbstoffhaltigen Puder, z. B. Tannoform oder Frekasanpuder, hat sich uns gleich gut bewährt. Allerdings besteht bei längerer Anwendung immer die Gefahr der zu großen Hautaustrocknung, wobei es auch gelegentlich zu sekundären Entquellungsschäden der Epidermiszellen kommen kann. Doch wird sich das bei richtiger Indikationsstellung und nicht zu langer Anwendung vermeiden lassen. Besonders bei beginnenden Ekzemen ist Vorsicht wegen zu starker Austrocknung geboten, wodurch sonst der Heilverlauf ungünstig beeinflußt wird. Es ist nach unseren Versuchen gleichgültig, ob mit dem Gerbstoff eine indifferente Grundlage wie Weizenstärke oder eine oberflächenaktive wie Kieselgur verarbeitet wird.

Über die klinische Beurteilung der *sauren* Puder ist nach den pharmakologisch-biologischen Ausführungen (Bd. II, S. 18) nicht zu viel berichten. Im allgemeinen werden sie in der Kinderpflege zur Vermeidung von Intertrigo besonders in der Form des Lenicetpuders befriedigend wirken. Wir möchten die Puder mit saurem p_H als Nachbehandlung von interdigitalen Mykosen empfehlen. Die direkte Beeinflussung der

Saprophytosen oder gar Mykosen darf nicht erwartet werden, da die Tiefenwirkung zu gering ist und nicht an spirituöse Betupfungen oder Salbenwirkung heranreicht.

Die Anwendung *ätzender Puder* ist bei Feigwarzen seit langem bekannt. Es wird der nekrotisierend wirkende Puder Summitates Sabinae-Alumin. aa oder Summitates Sabinae mit Resorcin aa empfohlen, wobei als Nachbehandlung der austrocknende oder gerbende Tannin-Zinkpuder oder auch Dermatol meist verordnet wird.

Das Kapitel über die klinischen Ergebnisse soll nicht abgeschlossen werden, ohne noch auf die *Indikationsbreite* der *schwefelhaltigen Puder* hingewiesen zu haben. R. MÜLLER[1] hat in seiner Arbeit über den kolloidalen Schwefel in der Dermatologie auf die großen Vorteile dieser Schwefelpräparate besonders in Puderform aufmerksam gemacht und geht auch auf die zahlreichen Arbeiten über den Wirkungsmechanismus des Schwefels ein, der mit seiner Beeinflussung der keratolytischen und keratoplastischen Vorgänge im Verein mit einem Reiz auf die Basiszellen der Epidermis nicht leicht in ein therapeutisches Schema zu bringen ist. Den Kliniker interessieren die kolloidchemischen Forschungen der zahlreichen Autoren, die sich mit der Schwefelwirkung befassen, ebenso wie die sich daraus ergebenden praktischen Folgerungen. Die Indikationen für die Anwendungen der kolloidalen Schwefelpuder haben sich noch verbreitert. Zu der Pyodermiebehandlung kommt insbesondere die fast unsichtbare Behandlungsmöglichkeit der unbedeckten Körperteile bei der Kopf- und Gesichtsseborrhöe und Acne die durch hautfarbene Puder, wie Sulfoderm, unauffällig Tag und Nacht durchgeführt werden kann.

Besondere Ausführungen über *lichtschützende* und *hämostyptische* Puder sowie den anhangsweise angeführten Hypophysenvorderlappen-Schnupfpuder bei Rosacea erscheinen im Hinblick auf die relativ seltene Anwendungsform nicht erforderlich.

Zusammenfassend wird von klinischer Seite hervorgehoben, daß der Sektor der Puderbehandlung in der modernen Hauttherapie einen erheblich größeren Raum gewonnen hat. Dabei ist nicht nur das Einsparen von Verbänden und Salbengrundlagen wichtig, sondern vor allem die ohne Berufsstörung einhergehende unauffällige Form der Therapie, die demjenigen, der die feine Skala der Möglichkeiten zu meistern versteht, schöne Erfolge bringen wird.

Schüttelmixturen.

Schüttelmixturen sind flüssige oder noch gießbare Verreibungen unlöslicher Medikamente mit Flüssigkeiten, wie Wasser, Alkohol und Glycerin, die durch Schütteln gebrauchsfertig gemacht werden. Ein Schutzkolloid, das die Suspension verbessert und auf der Haut die Funktion eines Klebstoffes übernimmt oder auch nur suspendiert (Bentonit), ist meist in die Mischung, die als Wirkstoff vorwiegend Zinkoxyd, Schwefel oder Teer enthält, eingearbeitet. Durch weitere

---

[1] MÜLLER: Heyden Jahrbuch 1940.

Zusätze können die verschiedensten Variationen hergestellt und von salbenartigen Produkten bis zu dünnflüssigen Suspensionen alle Zwischenstufen zur Anwendung gebracht werden. Es ist klar, daß bei solch verschieden gearteten Heilmitteln, die Bindeglieder zwischen anderen Arzneipräparaten, den Salben und Emulsionen darstellen, Nomenklaturschwierigkeiten auftreten.

Einerseits sind die Produkte auf Grund ihres Aufbaues in ihrer Wirkung etwa den Öl-Wasser-Emulsionen, Suspensionen und Schleimsalben gleichzusetzen. Man kann auch hier in vielen Fällen gar keine Grenze ziehen, so daß die oben erwähnten Schwierigkeiten in der Bezeichnung leicht erklärlich sind. Das Esiderm, eine Zinksalbe, die eintrocknet, hat Salbencharakter, besitzt aber auch therapeutisch gesehen eine gewisse Ähnlichkeit mit den Schüttelmixturen und wird in den dafür geeigneten Fällen angewendet. Andererseits werden die Schüttelmixturen nach ihrem Eintrocknen zu haftenden Pudern und übernehmen teilweise deren Funktion, so daß sie auch als flüssige Puder bezeichnet und verwendet werden, obwohl gerade dieser Name besonders unglücklich gewählt ist und Pulvern, die fließen, etwa dem Lycopodium oder dem Fissankolloid zukommt.

Auch zwischen den Schüttelmixturen und Trockenpinselungen ist keine scharfe Trennung möglich. Es ist daher doch wohl zweckmäßig, in der Pharmazie sich einer engeren Deutung anzuschließen und unter der Bezeichnung Schüttelmixtur eben nur Arzneien aufzufassen, die, wie der Name sagt, erst durch Umschütteln in eine verwendungsfähige Form gebracht werden.

Schüttelmixturen bestehen aus mindestens zwei Bestandteilen, einer festen Phase, meist Zinkoxyd oder Schwefel, und einer Flüssigkeit, die aus Wasser, Alkohol, Glycerin oder den Austauschstoffen des letzteren, und eventuell einem Schutzkolloid besteht. Die feste Komponente kann auch aus Talcum, Magnesiumcarbonat oder Magnesia usta, Kieselgur, Bolus, überhaupt aus allen Pudergrundlagen oder deren Mischungen bestehen.

Als *Suspensionsflüssigkeit* werden Gemische von gleichen Teilen von Glycerin und Wasser oder Glycerin, Alkohol und Wasser verwendet. An Stelle des Glycerins kann Sorbitlösung gleicher Viscosität verwendet werden, eventuell auch Glykol, Polyglykol oder Tyloseschleim. Diese Austauschstoffe sollen dieselbe Viscosität aufweisen. Der richtige Viscositätsgrad kann an Hand der Kurven von Abb. 7 leicht bestimmt werden, wenn man die Viscosität des Glyceringemisches abliest und sein Äquivalent durch Ziehen einer Horizontale zur Kurve des gewählten Ersatzstoffes hin aufsucht. Die zweite wichtige Eigenschaft des Glycerins, die Hygroskopizität, spielt in Schüttelmixturen eine verhältnismäßig untergeordnete Rolle, wenn auch auf sie nicht verzichtet werden kann, da dadurch die Haut weich und klebrig wird, so daß die festen Bestandteile besser haften. Sie kommt den Glykolen, ferner auch dem Sorbit zu, so daß diese Substanzen verwendet werden können. Die Konzentration dieser hygroskopischen Alkohole kann man weitgehend variieren, sie bleibt auf der Haut doch nicht erhalten und weicht einem Gleichgewicht, das einer Mischung von etwa 50% Glycerin/Haut entspricht, und weder durch weitere Wasserverdunstung noch durch Wasseranziehung wesentlich geändert und erst durch Waschen zerstört wird.

Adulsion ist nicht hygroskopisch. Sie bildet einen Film, der die festen Anteile der Mixtur festklebt, die Schüttelmixtur wird zur Trockensalbe.

Die Tylose wird nicht nur zur Verbesserung der Viscosität zugesetzt, sondern auch als Schutzkolloid. Weitere Schutzkolloide sind Gummiarabicum-Lösung und evtl. Eiweißstoffe. Wir haben in Laboratoriumsversuchen z. B. Milei W 7 eingesetzt und festgestellt, daß Zinkoxyd-

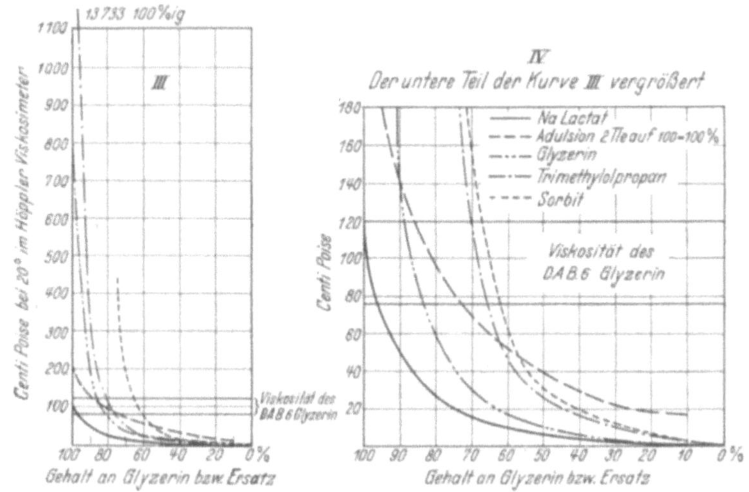

Abb. 7. Viscositätskurven von Glycerin und verschiedenen Glycerinersatzstoffen.

aufschwemmungen, die ohne Zusatz schnell sedimentieren, durch Zusatz von Anreibungen von 0,5% Milei mit 2% Glycerin stundenlang suspendiert bleiben. Es wird zweckmäßig sein, solchen Verarbeitungen 0,1% Nipagin zuzusetzen.

SCHMIDT[1] sowie MONCORPS und SCHMIDT[2] konnten zeigen, daß Schüttelmixturen kühlen, daß, um den Vorgang eingehender darzustellen, der Temperaturausgleich zwischen zimmerwarmer Mixtur und blutwarmer Haut ein Kühlegefühl bewirkt. Anschließend hieran wird weitere Wärme durch die Verdunstung der Suspensionsflüssigkeit entzogen. Bald stellt sich aber das oben erwähnte Gleichgewicht ein. Das Glycerin wird so konzentriert, daß es seine Hygroskopizität entfalten kann und weitere Verdunstung und damit Abkühlung verhindert. Die Autoren erhalten daher Kurven, denen zufolge die wesentliche Kühlung 60—120 Minuten dauert, bis 8° beträgt und von einer zweiten Phase gefolgt wird, bei der die festen Bestandteile nur unterschwellig kühlen.

[1] SCHMIDT, R.: Klin. Wschr. 20, 31 (1941).
[2] MONCORPS u. SCHMIDT: Arch. f. exper. Path. 185, 578 (1937).

Diese zweite Phase dürfte nur dort auftreten, wo der Glycerinanteil fehlt oder sehr niedrig gehalten ist. Die Verfasser fanden daher große Unterschiede zwischen einer Mixtur, die nur 10%, und zwei anderen, die 16% bzw. 25% Glycerin enthielten. Allerdings waren zwei Schüttelmixturen eigentlich nur Trockenpasten, denn Produkte, die salbenartig sind, kann man doch nicht „Schüttel"mixturen nennen, da ihr Wesen durch Schütteln nicht geändert wird. Sie sind äußerlich Salben, wenn auch keine fettenden.

Eine Schüttelmixtur ist, um nochmals zusammenzufassen, eine Suspension von festen Bestandteilen in einer mit Wasser mischbaren Flüssigkeit. Sie wird vor Gebrauch geschüttelt und erst dadurch verwendungsfähig.

Die Lotio Zinci oxydati (HERXHEIMER):

> **Rp.** Zinci oxydati crud.
> Glycerini   āā 10,0
> Ferri oxydat. rubr.   0,05
> Aqua dest.   34,95

Bei diesem Präparat ist das Eisenoxyd lediglich als Farbstoff zugesetzt.

Bekannte Schüttelmixturen sind:

Das Bleiwasserliniment BOECK, das aus je 5 Teilen Talcum und Stärke, 2 Teilen Glycerin und 10 Teilen Bleiwasser besteht, ferner das KUMMERFELD*sche Wasser*, eine leicht alkalische, meist wäßrige, evtl. aber auch alkoholische Suspension, die 2—20% Schwefel als Wirkstoff, Campher als Hyperämiemittel, Gummi arabicum als Schutzkolloid und Fixiermittel enthält. Andere Modifikationen, die neben Schwefel, Glycerin, Alkohol und Wasser Gelatine als Schutzkolloid und Klebstoff enthalten, sind verschiedentlich angegeben worden.

An Stelle von Gummi und Gelatine kann auch eine 5proz. Adulsionslösung verwendet werden. Zweckmäßig wird es sein, an Stelle des groben Schwefels der KUMMERFELDschen Vorschrift ein kolloides Produkt zu verwenden. Inwieweit damit ein Fortschritt, der theoretisch sicher zu erwarten ist, erzielt wird, müssen erst Versuche zeigen.

Die *Solutio* VLEMINGKX, bei deren Herstellung 500 g Calcaria usta in kaltem Wasser gelöscht werden, wird durch Zusatz von 100,0 g Schwefel und Wasser (ad 600) ebenfalls eine alkalische Schüttelmixtur, die zur Scabiestherapie herangezogen wird. Auch hier ist ein alkalisches Milieu gewählt, da in diesem Schwefel besser zur Wirkung kommt.

Das Remedium contra Scabiem LASSAR enthält 10% Schwefel und 24% gebrannten Kalk in 100 Teilen Wasser. Der Liquor antipsoricus *Hebra*, auch Krätzetinktur genannt, ist weder eine Tinktur noch ein Liquor, sondern gleichfalls eine Schüttelmixtur aus Schwefelblüten, Kreide, Teer, Seife und Alkohol.

Neben Schwefel, Zinkoxyd und gebranntem Kalk können natürlich nahezu alle in Salben verwendeten und in den diesbezüglichen Abschnitten bereits besprochenen unlöslichen und löslichen Wirkstoffe wie Zinnober, Bleiweiß verwendet werden. Im wäßrigen Milieu ist natürlich auf chemische Reaktionen zu achten. Quillt ein Bestandteil der

Mixtur, so muß er niedriger dosiert werden, da sonst eine Paste entsteht. Bromocoll z. B. soll nicht höher als 10proz. in dieser Arzneiform verschrieben werden (PINDUR [1]).

In manchen Fällen werden Schüttelmixturen vertragen, wo Salben reizen. Die Ursache liegt darin, daß die wäßrige Arzneiform durch Verdunstung kühlt, oberflächlich bleibt und auf der Haut ganz andere Eigenschaften entfaltet wie die Salbe, die eindringt und die Sekretion zu einem Zeitpunkt, in dem derartige Einwirkungen noch nicht am Platze sind, staut. Die Schüttelmixturen sind in Kriegszeiten eine wichtige Ausweichmöglichkeit, da sie, an Stelle der Salben gegeben, auch beim Fehlen vieler Salbengrundstoffe eine wirkungsvolle Therapie ermöglichen.

So empfiehlt GROGERT[2] z. B. eine Trockenpinselung aus Sulfathiazol 5,0, Zincum oxydat., Talcum venetum, Glycerin und Wasser aa ad 100,0, die einer gleichstarken Thiazol-Zinkpaste und einer Salbe bei Furunkulose und Follikulitiden gleichwertig war.

Viele Ärzte gehen immer mehr dazu über, nur Rahmenrezepte, Verordnungen in verkümmerter Form aufzuschreiben und dem Apotheker die Zusammensetzung des Vehikels zu überlassen. Im Interesse der gleichmäßigen Zusammensetzung einer Arznei ist dies, wie STEIGER[3] mit Recht ausführt, unerwünscht, denn der eine Apotheker kann nun diese, der andere jene Basis wählen, und der Patient wundert sich, daß die Schüttelmixtur bald so und bald so aussieht. Da meist 40% feste Bestandteile in 60% Flüssigkeit aufgeschwemmt werden, ist es klar, daß diese 60 Teile, wenn sie verschieden gewählt werden, recht unterschiedliche Produkte ergeben.

Verordnungen wie: 10proz. Schwefelpinselung 200,0 oder Tumenol-Ammon. 4,0, Phenol. liquefact. 3,0, Tinct. carbon. deterg. 20,0 Schüttelpinselung ad 200,0, sind also ungenau und sollten durch eingehend überlegte Rezepte ersetzt werden.

Die obenerwähnten zwei Schüttelpinselungen sollen demnach wie folgt verordnet werden:

Rp. Sulfuris praecipiati 20,0		**Rp.** Zinc. oxydat.		
Zinc. oxydati	40%	Talci	aa 40,0	
Talci aa 30,0		Tumenol. Ammon.	4,0	40%
Glycerini		Phenol. liquefact.	3,0	
Spiritus	60%	Liquor. carbon. det.	20,0	
Aqua dest. aa ad 200,0		Glycerini		
		Spiritus (95%)		60%
		Aqua dest. aa ad 200,0		

Der Apotheker wird seinerseits mit Wasser mischbare Flüssigkeiten, wie Tumenol-Ammonium, von Anfang an mit den übrigen Flüssigkeiten mischen, Pix lithantracis und ähnliche mit Wasser unmischbare Flüssigkeiten aber erst am Schluß zu der fertigen Schüttelpinselung zufügen. Auf unverträgliche Mischungen ist genau so zu achten wie bei anderen Medikamenten.

---

[1] PINDUR: Pharmaz. Z.halle Dtschld **1940**, 7, 77.   [2] GROGERT: Fortschr. Ther. **18**, 270 (1942).   [3] STEIGER: Schweiz. Apoth.-Ztg **1940**, 18.

Im Anhang an die Schüttelmixturen sollen noch die zur äußerlichen Applikation verwendeten flüssigen Emulsionen kurz besprochen werden. Sie werden in der Dermatologie verhältnismäßig selten verwendet und stellen in diesem Falle modifizierte Schüttelmixturen dar. Auch hier ist ja die flüssige Phase, meist Wasser und ein Schutzkolloid bzw. ein Emulgator, vorhanden. An die Stelle eines oder mehrerer fester, unlöslicher Bestandteile treten Öle, also flüssige, mit Wasser nicht mischbare Körper. Die flüssigen Öl-Wasser-Emulsionen treten in der Dermatologie zugunsten der creme- und pastenförmigen in den Hintergrund. Wir haben hier also gerade umgekehrte Verhältnisse wie in der Technik, wo die flüssigen Emulsionen eine erwünschte oder unerwünschte, jedenfalls aber bedeutende Rolle spielen.

Man kann differente und indifferente Öle emulgieren. Den ersteren Fall repräsentiert z. B. das Novoscabin, das CLASS[1] zur Scabiesbehandlung empfiehlt. Es enthält Benzylbenzoat in einer Ölemulsion. Das Präparat wird nach einem Reinigungsbad zweimal in Abständen von 15 Minuten eingerieben und nach 24 Stunden bei einem Bad entfernt.

Indifferente Öle, meist Paraffinkohlenwasserstoffe, enthalten die Hautmilchpräparate, die 5—15% einer Fettkomponente und im übrigen Wasser enthalten. Ihr Zweck ist, in der Gewerbehygiene mit wenig „Fett" eine möglichst günstige Einfettung zu erreichen. Von Cremes und Salben nimmt man meist 5—10mal mehr als nötig ist und beschmiert mit dem Überschuß nur die Hände und seine Umgebung. Von einer Hautmilch nimmt man weniger, da der Überschuß abfließt.

Eine neue Emulsionstherapie verdanken wir KREKLINGER[2]. Er hat schon im Jahre 1918 über die Behandlung stark infizierter Weichteilwunden mit *Petroleum* berichtet und verwendet in diesem Krieg eine Mischung von Petroleum und Adulsion. Am besten bewährte sich 10proz. Adulsion, in der 20% Petroleum emulgiert worden war. Zur Vermeidung des Anhaftens des Verbandes wird Vaseline verwendet, die auf einem Gazeschleier aufgetragen wird. Der Verfasser geht damit von dem Vorschlag STÖHRS ab, der mit Zellophanfilmverbänden (s. Bd. I, S. 60) arbeitete. Das Petroleum reinigt die Wunden rasch und führt zu einer schnellen Abstoßung der Nekrosen (die Petroleumanwendung ist nichts wesentlich anderes als die des Granugenol KNOLL, das eine besonders gereinigte Petroleumfraktion darstellt).

Samenemulsionen sind Produkte, die durch Zerstoßen und Quetschen von ölreichen Samen in Wasser bereitet werden. Geschälte Mandeln z. B. werden mit kleinen Mengen Wasser in der Reibschale zerquetscht und kräftig verarbeitet. Die im Speichergewebe vorhandenen Öltröpfchen gelangen hierdurch in die Wasserphase und bleiben durch Vermittlung der natürlichen Emulgatoren, Eiweißstoffe, Pektine, Zucker usw. in Emulsionsform. Die Mandelmilch, die auf diese Weise entsteht, wird in der inneren Medizin und in der Kosmetik hie und da verwendet.

Andere Emulsionen, wie die Lebertranemulsion, werden ausschließlich per os verordnet.

---

[1] CLASS: Wien. med. Wschr. **1942**, 35.
[2] KREKLINGER: Münch. med. Wschr. **1918**, 12.

Öle.

Medizinische Öle sind Verreibungen unlöslicher Wirkstoffe oder Farbträger, sogenannte Pigmente, oder Lösungen geeigneter Produkte in pflanzlichen, tierischen und gegebenenfalls mineralischen Ölen und dienen zur Hautpflege oder zur Therapie. Sie werden durch Verreiben und Lösen in der Kälte oder bei erhöhter Temperatur hergestellt und sind nicht unbeschränkt haltbar. Dem Arzt geläufig sind die Suspensionen von Zinkoxyd in flüssigen Glyceriden oder Wachsen, die häufig zur Therapie herangezogen werden (Zinköl). Falls es zur Verfügung steht, verwendet man Oliven- oder Mandelöl; fehlen sie, so begnügt man sich mit Erdnußöl, ohne aber, wenn irgend möglich, auf Paraffinöl zurückzugreifen. Grund hierfür dürften die Unterschiede in der Tiefenwirkung zwischen Glyceriden und Kohlenwasserstoffen sein, die gerade bei dieser Arzneiform zur Geltung kommen. Paraffinöl bildet einen oberflächlichen Film, Pflanzenöle dringen in die Haut ein, bilden mit ihr eine Emulsion, haben also Tiefenwirkung.

Wir können, wie schon angedeutet, drei Gruppen von Ölen unterscheiden:

1. ölige Suspensionen; 2. ölige Lösungen; 3. indifferente Öle.

Die **Suspensionen in Pflanzenölen** oder in Cetiol sind auf der Haut geschmolzenen Salben und Pasten gleichzusetzen. Das Cetiol, das, wie schon erwähnt, einen neuen Bestandteil der Therapie darstellt, löst ätherische Öle, Mitigal, Pix lithantracis acetonatus, Liquor carbonis detergens und Holzkohlenteer. Steinkohlenteer, Ichthyol, Perubalsam und Salicylsäure werden suspendiert. In der Wärme löste Cetiol extra mehr als 7% Salicylsäure, die aber in der Kälte wieder ausgeschieden wurde. Von Resorcin wurden 5% und von Cignolin ½—1% von Cetiol extra aufgenommen. Jod wird leicht gelöst und dürfte zum Teil wenigstens auch chemisch gebunden werden. Dijozol ließ sich gut mit Cetiol extra suspendieren, ebenso die offizinelle Jodtinktur und die in der Dermatologie häufig gebrauchte ARNINGsche Lösung (Tumenol Ammonium 8,0, Anthrarobin 2,0, Äther ad 60). Schwefel ließ sich in Cetiol extra bei Zimmertemperatur in Mengen von etwa 1% molekular lösen. 100° C heißes Cetiol extra nahm 7% Schwefel auf, wovon sich beim Abkühlen 6% wieder ausschieden. Wird die schwefelhaltige heiße Cetiol-extra-Lösung aber in eine Lanettewachssalbe eingearbeitet, so liegt 1% Schwefel molekular gelöst und der ausgeschiedene Anteil in sehr feiner Verteilung und damit in wirksamer Form vor.

Diese Daten, die an dem neuen Präparat gewonnen und bereits veröffentlicht[1] wurden, sind bei den pflanzlichen Ölen ähnlich aufzustellen und geben Anhaltspunkte, wie derartige Öle zu verwenden sind. Sie zeigen aber auch, daß die Gruppen von Ölen, die wir weiter oben aufstellten, durch Übergänge miteinander verbunden sind.

Um die feinen suspendierten festen Anteile in Schüttelmixturen wenigstens einige Zeit in Schwebe zu halten, erhöht man durch

---

[1] SCHMIDT-LA BAUME: Dermat. Wschr. **20**, 385 (1942).

Zusätze die *Viscosität der wäßrigen Phase*. Hierzu dient Glycerin oder Gummi arab. oder sonst eine Substanz, die meist auch emulgierend-dispergierende Eigenschaften hat. Es lag nun nahe, in den Ölen eine ähnlich wirksame Substanz aus der Reihe der Wasser-Öl-Emulgatoren zu lösen und dadurch eine Verdickung und Dispergierung zu erzielen. Das erstere ist sicher gelungen, ob die Dispergierung gelang, ist unseres Wissens nicht bewiesen. HOGLE[1] hat aber jedenfalls entsprechende Versuche gemacht und gibt 3% Glycerinmonostearate als Dispergens in seine 10proz. Zinkperoxydöle, die er auf der Basis von Nußöl oder Paraffinöl aufbaut und zur Wundpflege empfiehlt.

Unter den fertigen öligen Lösungen ist das *Mitigal* zu nennen. ENGELHARDT und auch KRANTZ[2] berichten auf Grund einer Umfrage über gute Erfolge mit diesem in Paraffinöl gelösten Dimethyldiphenylendisulfid mit 25% organisch gebundenem Schwefel, das u. a. von KROMAYER, SCHERBER, SCHREUS in älteren Arbeiten eingehend behandelt wurde. Der eine von uns hat zufriedenstellende Erfahrungen mit Aulin (Bisäthylxanthogenat) in Cetiol gelöst oder in Lanettewachssalben gemacht.

Als **Lösungen von Wirkstoffen** seien die im Volk noch sehr beliebten öligen Auszüge aus Pflanzen wie das *Oleum Hyperici* und *Hyoscyami* genannt, Medikamente, die öllösliche Wirkstoffe zur Geltung bringen sollen. Bei diesen schon früher erwähnten Arzneiformen dient das Öl nur als Medikamententräger, als Lösungsmittel. Der Wirkstoff ist im Oleum Hyperici das Hypericin, ein lichtsensibilisierender Farbstoff. Das Öl wird durch Maceration des frischen, blühenden Krautes Hypericum perforatun oder durch Mischen einer Tinktur mit Öl hergestellt. Das Hyoscyamusöl wird aus den getrockneten, mit Ammoniak alkalisierten Blättern auf kaltem Wege „maceriert" (ausgezogen und dient als Rheumamittel. Es ist, wenn auch unsteuerbar, infolge seines Gehaltes an Alkaloidbasen wirksam. Näheres über durch Mazeration gewonnene Pflanzenöle siehe in „Pflanzliche Arzneizubereitungen"[3].

Die **indifferenten Öle** dringen gut in die Haut ein und erweichen sie, so daß sie einerseits zur Pflege, andererseits zum Ablösen von Borken verwendet werden. Sie sind leichter emulgierbar als Salben, also abwaschbar, und daher auch zur Behandlung behaarter Partien geeignet. Ein solches Hautöl soll aus besten Rohstoffen bereitet, unter Luftabschluß verwahrt werden und wasserfrei sein. Darüber hinaus ist zu prüfen, ob die zugesetzten Medikamente nicht das Ranzigwerden beschleunigen. Es kann, sofern ein therapeutisch indifferentes Konservierungsmittel vorhanden ist, gegebenenfalls mit Desinfizientien und Antioxydantien versetzt werden[4].

Lebertran wird dermatologisch ohne Salbengrundlage nur selten verwendet. In der Chirurgie ist dies anders. Darüber wurde in Bd. I, S. 179 ausführlich berichtet.

Oliven- und Erdnußöl sind darüber hinaus häufige Bestandteile von

---

[1] HOGLE: Lancet **1942**, 3.   [2] KRANTZ: Dermat. Wschr. **1940**, 36.

[3] v. CZETSCH-LINDENWALD: Pflanzliche Arzneizubereitungen. Stuttgart: Verlag Südd. Apoth.-Ztg **1943**.   [4] FIEDLER: Klin. Wschr. **1941**.

Salbengrundlagen und sollen dort die Penetration verbessern. Besonders gilt dies vom Mandelöl, das allerdings leicht ranzig wird und teuer ist.

Dr. GRANDELs[1] *Hautdiät* ist ein *Weizenkeimöl*, das Provitamin A und Vitamin E der Keime sowie ungesättigte Fettsäuren enthält. Es zeigte sich zur Pflege der gesunden Haut als ausgezeichnetes reizloses Mittel, ganz besonders bei spröder und fettarmer Haut nach dem Waschen und Rasieren, sowie nach dem Kopfwaschen zur Einfettung trockener Haare. Auch als Massageöl hat es sich gut bewährt. Bei Hautkrankheiten wurde das Öl wie auch zu erwarten bei akuten Ekzematisationen nicht vertragen, wohl aber im Stadium der Deflammation, besonders zur Milderung der Spannungsgefühls. Auch bei Erythrodermien, soweit sie nicht sehr reizbar waren, wurde das Öl angenehm empfunden. Bei Seborrhoen zeigten sich gelegentlich Reizungen, aber auch wieder erhebliche Besserungen. Bei Acne vulgaris wurde es mit gutem Erfolg im Anschluß an die Schälkur angewendet. Aus der Ekzemgruppe scheinen die Kinder mit frühexsudativem Ekzematoid das Öl am besten zu vertragen.

Als Zusatz zur Bereitung von Borzinköl und Ungt. leniens haben sich uns folgende Rezepte bewährt:

Acid. boric.	5,0	Cer. alb.	30
Zinc. oxyd. crud.	100,0	Cetac.	35
Grandelöl	ad 500	Grandelöl	230
		Aqua dest.	100
		Vasel. alb.	200
		Ad. lanae anh.	50

Ein Teil der als Arzneimittel verwendeten Öle wurde bereits als Salbenbestandteile besprochen. Als Öle kommen noch Leinöl, Olivenöl, Sesamöl, Baumwollsamenöl, Mohnöl, Ricinusöl und einige seiner Derivate in Frage.

Leinöl wird aus gemahlenem Leinsamen durch kalte Pressung gewonnen. Es besteht aus den Glyceriden der Linolensäure und anderen dreifach ungesättigten Fettsäuren, der Ölsäure und gesättigten Säuren. An der Luft nimmt es Sauerstoff auf und erstarrt in dünner Schicht zu Firnis, es ist also der Typ der trocknenden Öle, die in der Lack- und Firnisindustrie große Bedeutung besitzen. Pharmazeutisch wird die Eigenschaft einzutrocknen nicht verwertet. Man verwendet das Leinöl nur zur Seifenherstellung und zur Bereitung des Brandliniments, das aus gleichen Teilen Leinöl und Kalkwasser bereitet wird. Die Kalkseifen wirken als Emulgator, so daß das Brandliniment eine Emulsion, die frisch zu bereiten ist, darstellt.

Mohnöl enthält dieselben Bestandteile wie Leinöl, der Linol- und Linolensäuregehalt ist aber geringer, so daß es langsamer und nicht so vollständig eintrocknet. *Baumwollsamenöl* ist ein wertvolles Nebenprodukt aus der Baumwollgewinnung. HERXHEIMER hat es besonders zur Herstellung von Seifenspiritus und als Zusatz zu Haarwässern empfohlen. Darüber hinaus ist es in Amerika Bestandteil zahlreicher kosmetischer Präparate (Cotton Oil).

---

[1] GRANDEL: Hippokrates **1937**, 18, 441.

Über Olivenöl und Sesamöl wurde bereits in Bd. I, S. 14 berichtet. Alle die bisher besprochenen Öle können durch Hydrierung in Salben umgearbeitet werden. Hierbei wird an einem Teil der Doppelbindungen Wasserstoff angelagert; sättigt man alle freien Valenzen ab, so erhält man Hartfette.

Eine Sonderstellung besitzt das Ricinusöl, das zu 80% aus den Glyceriden der Ricinolsäure besteht. Die Oxysäure verleiht dem Öl besondere Eigenschaften, von denen die wichtigste die Spritlöslichkeit und die Abführwirkung sind. Es ist als einziges fettes Öl mit Alkohol mischbar und wird daher oft zu „fetten" Haarwässern — das sind alkoholische Öllösungen — verwendet, da es nach dem Verdunsten des Alkohols als Film, der sich auf den Haaren niederschlägt, zurückbleibt. Für arzneiliche Zwecke wird nur kalt gepreßtes Öl verwendet.

Ölartigen Charakter besitzen auch flüssige Kohlenwasserstoffe wie Vaselinöl und Paraffinum liquidum. Sie sind als Ersatzmittel der echten Öle in Verwendung, emulgieren aber mit der Haut schlechter als die pflanzlichen und tierischen Produkte. Ölige Wachse wie Cetiol sind wieder gut eindringende Produkte.

Lösungen.

Gewöhnliche wäßrige, alkoholische oder ölige Lösungen von Arzneimitteln bieten pharmazeutisch und klinisch nur geringes Interesse. Ihre Wirkung ist vom „Gefälle" Lösungsmittel → Haut oder Lösungsmittel → Schädling abhängig und muß in den einzelnen Fällen geprüft werden. Sie ist häufig unbefriedigend, so daß wir bei wäßrigen und alkoholischen Lösungen — die öligen werden unter Öle besprochen — zu aktivierenden Zusätzen greifen müssen. Wir können durch Alkalisierung, durch Netzmittelzusätze die Resistenz der Haut herabsetzen oder die Wirkstoffe näher heranbringen oder durch ein bestimmtes, zeitlich genau festgelegtes therapeutisches Vorgehen Reaktionen auf der Haut verursachen, Wirkstoffe „in statu nascendi" herstellen.

Der *Seifenspiritus* ist wohl das bekannteste Mittel, das den ersten beiden Zwecken dient; er ist alkalisch und ein Netzmittel. Benzylbenzoat z. B., das für sich allein verhältnismäßig schwach wirksam ist, wird zum guten Scabiesmittel, wenn man es nach KISSMAYER[1] in Seifenspiritus löst oder nach LUTZ[2] gleiche Teile von Benzylbenzoat, Isopropylalkohol (oder Spiritus dilutus) mit Kaliseife verarbeitet. Das Produkt ist natürlich nicht indifferent und kann Hautreizungen verursachen und muß daher in vielen Fällen durch ölige Lösungen, bei denen die Penetration und damit die Wirkung besser ist, ersetzt werden. Auch Perubalsam (50proz.) in Spiritus kann als Lösung verwendet werden, ebenso viele andere auch in Salben gebrauchte Stoffe. So hat HOPF[3] Phenole, die in Wasser unlöslich sind, mit Seifenlösung emulgiert

---

[1] KISSMAYER: Mskr. prakt. Laegegning soc. Med. **1935**, 369; Bull. Soc. franç. Dermat. **1938**, 7.   [2] LUTZ: Schweiz. med Wschr. **1941**, 42.   [3] HOPF: Med. Welt **30**, 752 (1942).

und dieses Moriphen genannte Produkt in der Scabiestherapie empfohlen. Hier wirkt die Seife als Emulgator, ermöglicht also rein physikalisch erst die Anwendung der Wirkstoffe im wäßrigen Milieu und dient dann wohl außerdem als Netz- und Alkalisierungsmittel. Sie war zahlreichen, gleichfalls geprüften modernen Emulgatoren überlegen, da sie weniger reizte als diese oft viel stärker emulgierenden Stoffe.

Über analytische Methoden zur Prüfung von Seifenspiritus und ähnlichen Präparaten haben SCHULEK und RÓZSA[1] berichtet.

Liquor carbonis detergens ist eine kolloide Lösung von Steinkohlenteer in einer mit verdünntem Alkohol bereiteten Seifenwurzeltinktur. Das Saponin ist schwach sauer, so daß dieses Präparat nicht alkalisiert. Man könnte an Stelle der Seifenwurzel auch Quillajarinde oder Roßkastanien verwenden, ja auch Sulfonate oder Präcutan bzw. Satina müßten brauchbar sein. HUIZINGA[2] hat Rohsaponin vorgeschlagen und auch damit gute Erfahrungen gemacht.

An dieser Stelle sollen auch die üblichen Lösungen, die meist in der Dermatologie zu feuchten Umschlägen Verwendung finden, erwähnt werden. FR. HERRMANN[3] hat in seiner Arbeit das Problem ausführlich behandelt. Die frühere Ansicht, daß die desinfizierende Kraft der Lösungen die Heilwirkung verursacht, kann nicht aufrecht erhalten werden, da z. B. Borsäurelösung erheblich günstiger als stärker desinfizierende Phenol- oder Resorcinlösungen wirkt.

Auch die Kompensation der verwendeten H-Ionen-Konzentration im erkrankten Bezirk erklärt nicht allein den Heileffekt. An isolierten Epithelzellen konnte HERRMANN vielmehr nachweisen, daß die am meisten gebrauchten Lösungen den Quellungszustand der Haut deutlich beeinflussen. Er stellte auf Grund seiner Messungen eine therapeutische Reihe für den quellungshemmenden Effekt der gebräuchlichsten Lösungen auf und kam zu folgendem Resultat: Tannin (1%), essigsaure Tonerde (50—10%), Bleiwasser (5%), Borsäure (3—1%), Resorcin (1%). Tannin + Salicylsäure (1 + 0,1%), Wasser.

Auf der einen Seite der Reihe steht die stark quellungshemmende Gerbsäure, auf der anderen die quellungsfördernde Salicylsäure und Wasser.

Das Wasser ist nach der praktischen Erfahrung aller Dermatologen für die ekzematisierte Haut ebenso gefährlich wie stark aufquellende Elektrolytlösungen.

Nach unseren Erfahrungen hängt der Erfolg der feuchten Umschläge von der Konzentration der Lösungen ab, die in den Lehrbüchern meist viel zu hoch angegeben ist. Die 1proz. Tanninlösung wird den „biologischen Takt der Entquellung" häufig überschreiten und so auch zu Zellschädigungen führen können. Dagegen wird man mit einer Lösung 1 : 2000 schöne Erfolge haben. Dasselbe sehen wir bei der Resorcin- und essigsauren Tonerdelösung. Das Resorcin verwenden wir ebenfalls am liebsten in Verdünnungen von 1 : 2000. HERRMANN schlägt vor, die stark abdichtende Wirkung der 1proz. Tanninlösung durch den 0,1proz. Salicylsäurezusatz gewissermaßen als Antagonist zu kompen-

---

[1] SCHULEK u. RÓZSA: Ber. ung. pharmac. Ges. 17, 336 (1941).   [2] HUIZINGA: Pharm. Weekbl. 78, 735 (1941).   [3] HERRMANN: Dermat. Wschr. 50, 377 (1927).

sieren. Sehr eindrucksvoll sind auch die Versuche mit Kaulquappen oder Fischen von SCHADE, GIESECKE und KIELHOLZ: In einer Lösung von Salzsäure und Acidum tannicum starben die Tiere schnell, während sie in den gemischten Lösungen viel länger leben oder überhaupt nicht eingehen.

Borsäurelösung, isotonische Kochsalzlösungen sind weitere Präparate, die in der Therapie, z. B. zu Umschlägen, verwendet werden. Borsäure ist ein sehr schwaches Desinfiziens, dessen Verwendung in der Ekzembehandlung SIEMENS[1] eine „sehr wunderliche Gewohnheit der Schulmedizin" nennt, da ihm jede antiekzematöse Wirkung abgehe. Vielleicht ist dies, wie SIEMENS meint, ein Relikt aus der voraseptischen Zeit, vielleicht auch eine vorwiegend unbewußte „Säuremanteltherapie". Es gelang noch nicht, den Wert der Borsäureumschläge in Simultanversuchen nachzuweisen. Ebensowenig war es möglich festzustellen, ob zwischen destilliertem Wasser, hypo- und hypertonischen Umschlägen Unterschiede zu finden sind.

Nach einer neuen Arbeit FREYSTADTLS[2] werden die Lösungen von Lokalanästheticis in Wasser als Umschläge Bedeutung erlangen. Der Autor, der auch mit anästhesierenden Salben viel gearbeitet hat, berichtet neuerdings, daß Cocain, Anaesthesin usw. durch die Haut gut anästhesierend wirken. Die Versager andrer Autoren beruhen darauf, daß sie nicht mehrere Stunden warteten, sondern sofortige Wirkungen sehen wollten. Die sehr lesenswerte Arbeit empfiehlt insbesondere den Benzylalkohol, der an Stelle der giftigen Karbolsäure verwendet werden soll. Auch bei diesen Lösungen ist das „Gefälle" zu beachten. Wäßrige Karbollösungen, aus denen der Wirkstoff zum Hautlipoid hinzieht, sind zehnmal so wirksam als Öllösungen, die den Wirkstoff zurückhalten.

Die interessantesten Lösungen sind ohne Zweifel diejenigen, die therapeutisch in zeitlich getrennten Abschnitten gegeben werden und den Wirkstoff erst auf der Haut erzeugen. Als Beispiel möge die Krätzetherapie nach DEMJANOWITSCH[3] geschildert werden. Die Patienten werden abends mit 40—60proz. Natriumthiolsulfatlösung eingerieben und am nächsten Morgen mit 5—6proz. Salzsäure gepinselt. Die Behandlung wird mehrmals wiederholt und kann auch zeitlich viel enger zusammengerückt werden. WAWERSIG[4] läßt nur 15 Minuten lang eintrocknen und beginnt dann sofort mit der Salzsäurebehandlung und wiederholt diesen Zyklus nach 15 Minuten. Auch LÖHE[5] und SZÁBO[6] berichten von guten Erfahrungen mit dem „nascierenden" Schwefel. Unseres Erachtens sollte man, um durch Netzwirkung eine bessere Verteilung des Thiosulfates zu erzielen, diesem 0,5—1,0% eines Netzmittels, das die Säure verträgt, z. B. Cetylsulfonat, zufügen.

Interessant ist diese Schwefelbehandlung auch dadurch, daß sie im stark sauren Milieu erfolgt, wogegen die sonstige Schwefeltherapie bewußt in alkalischer Umwelt (Carbonatzusätze zu den Salben und Lösungen) durchgeführt wird.

---

[1] SIEMENS: Arch. f. Dermat. **183**, II (1942).   [2] FREYSTADTL: Wien. med. Wschr. **94**, 5/6 (1944).   [3] DEMJANOWITSCH: Verh. Internat. Dermat.-Kongreß Budapest **1935**, II, 470.   [4] WAWERSIG: Med. Welt **1942**, 5.   [5] LÖHE: Med. Welt **1942**, 50.   [6] SZÁBO: Honvedorvos **12**, 138 (1940).

Die Brandwundenbehandlung mit Tanninlösungen wurde von England aus vor etwa 15 Jahren bekanntgemacht. Interessanterweise
hat man mit einer einzigen Ausnahme (JÄGER) nie versucht, das
Tannin, das in Lösung schlecht haltbar ist, durch andre Gerbstoffe zu
ersetzen. Man hat nie geprüft, ob sich alle Gerbstoffe gleich verhalten.
In letzter Zeit kommt nun aus England sogar eine Gegenströmung
gegen die Tanninbehandlung. CAMERON und MILTON[1] haben im Tier-
versuch festgestellt, daß das Tannin aus Brandwunden resorbiert werden
kann und dann die Leber schädige. ROBINSON[2] wiederum sah keine
positiven Erfolge und geht auf die „Dreifarbenmischung" aus je 1%
Brillantgrün, Gentianaviolett und Acriflavin, das er in eine Ölsäure-
Seifengallerte einarbeitet, über.

Eine interessante Kombination von alkoholischer Chrysarobinlösung
und Eosin sollte, wie SIEMENS (oben zit.) berichtet, in Verbindung mit
Ultraviolettlichtbestrahlungen die Psoriasis bedeutend besser beeinflussen als Salben und Pasten. Der Autor hat aber im Simultanversuch
eindeutig nachgewiesen, daß dies in keiner Weise zutrifft.

Weitere Lösungen, wie die essigsaure Tonerde, Bleiwasser und
GOULARDsches Wasser, sind chemisch von geringerem Interesse, werden
aber therapeutisch häufig verwendet.

Auch die Jodtinktur ist eine Lösung und wird dementsprechend
vom Schweizer Arzneibuch als Solutio, vom DAB 6 als Tinktur, als
„Gefärbte" in wörtlicher Übersetzung geführt. Diese Präparate, so
wichtig sie sind und so viel allein über die Ersatzmittel der Jodtinktur
zu schreiben wäre, interessieren im Rahmen des Buches weniger als
die eigentlichen Dermatologica unter den Lösungen, wie z. B. solche,
die zu Filmen eintrocknen. Diese Art bildet also Wundverschlüsse und
bringt ihrerseits zugesetzte Medikamente auf der Haut zur Wirkung.

Um wieder auf die Lösungen, insbesondere die wäßrigen Charakters,
zurückzukommen, sei abschließend und nachdrücklich darauf hingewiesen, daß Wasser die Haut nur sehr unvollständig benetzt. Es nützt
nichts, Medikamente an die Haut heranzubringen, die dann in Tropfen
stehenbleiben und abrinnen. Man kann auf diese Weise nur Fehlschläge
erwarten. So haben z. B. sowohl ZENNER[3] wie auch HOPF[4] mit Tanninlösungen als Lichtschutzmittel nur Versager erlebt und schließen infolge-
dessen auf seine Unwirksamkeit. Die Gerbstofflösung rinnt ab und
trocknet unregelmäßig ein, so daß sie keinen Effekt verursacht. Eine
Übersicht, die das zeigen soll, sei angeführt:

Tabelle 11.

Lösung	Lichtschutzwirkung
10% Tannin in destilliertem Wasser	keine
10% Tannin in 1proz. Essigsäure.	keine
10% Tannin in 1proz. Sodalösung	keine
10% Tannin in 1proz. Cetylsulfonatlösung.	volle

[1] CAMERON u. MILTON: Lancet 6260 (1943).　　[2] ROBINSON: Lancet 6264
(1943).　　[3] ZENNER: Klin. Wschr. 21, 10 (1942); Arch. f. Dermat. 183, II
(1942).　　[4] HOPF: Med. Klin. 1942, 23.

Dieser orientierende Versuch zeigt schon, daß man die Wirkstoffe bei schlecht benetzenden Lösungsmitteln erst durch Netzmittel an die Haut heranbringen muß. Dies kann nun ein Sulfonat oder ein Saponin oder, wenn chemisch gesehen keine Bedenken bestehen, auch Seife sein. Die Wahl richtet sich nach dem Wirkstoff und dem p_H, das die fertige Lösung aufweisen soll. Die von ZENNER und HOPF geprüften Sulfonamide sind Lichtschutzmittel und besitzen in Lösungsmitteln oder als wasserlösliche Salze (Triäthanolaminsalze) benetzende Eigenschaften. Sie wirkten in den von den beiden Autoren gewählten Versuchsanordnungen, Tannin und andere Lichtschutzmittel versagten ohne Netzmittelzusatz. Das Versagen ist nicht auf sie, sondern auf die Versuchsanordnung zurückzuführen, wenn nicht gar alte Tanninlösungen, die sich bekanntlich schnell zersetzen, angewandt wurden. Nach DU BOIS und LEE[1] zersetzt sich eine Lösung:

Acid. tannic.	100,0
Natr. chloratum	10,5
Kal. chloratum	0,42
Calc. chloratum	0,84
Aqua dest.	ad 1000,0

schnell. Stabilisierend wirkte von 34 geprüften Zusätzen einzig und allein 1% Natriumthiosulfat. Aber auch diese erfolgversprechenden Untersuchungen wurden nicht weitergeführt, da sich nach und nach ein Schwefeldepot bildet.

In vielen Fällen sind die Wirkstoffe gleichzeitig Netzmittel, hierzu gehören auch die Sulfonate Ichthyol, Karwendol u. dgl. Man kann sie ohne weiteres mit Wasser verdünnt verwenden. Als wasserlösliche Sulfonate bzw. deren Salze sind sie in Lösungsmitteln unlöslich. Will man also Ichthyolspiritus oder -benzin herstellen, so darf man nicht das wasserlösliche Salz nehmen, sondern muß das Rohöl, das KNIERER[2] mit gutem Erfolg verwendete, lösen (10proz.).

Lösungen dringen nicht in allen Fällen durch die Haut hindurch, im Gegenteil: Resorption tritt nur unter besonderen Umständen ein. Wir können mit äußerlich angewandten Nährstofflösungen (z. B. Malzextraktbädern) keine Kräftigung erzielen. Es muß daher in allen Fällen überlegt werden, ob Lösungen das gesteckte Ziel erreichen können.

Firnisse und Lacke.

Firnisse und *Lacke* sind Medikamententräger der Dermatologie, die den Salben äußerlich recht fernstehen und doch wieder durch die Trockensalben mit ihnen Berührungspunkte aufweisen. Sowohl die Lacke als die Firnisse enthalten die Wirkstoffe zusammen mit einer Trägersubstanz in einem Lösungsmittel wie Wasser, Alkohol, Äther, Benzol und Aceton aufgeschlämmt oder gelöst. Nach dem Verdampfen der Flüssigkeit bleibt das Medikament und der Träger auf der Haut zurück.

Im allgemeinen nennt man die mit Wasser bereiteten Produkte Firnisse, und die mit organischen Lösungsmitteln hergestellten Lacke.

[1] DU BOIS u. LEE: J. amer. pharmaceut. Assoc. **30**, 53 (1941).
[2] KNIERER: Dermat. Wschr. **1942** I, 212.

Man hat aber, vielfach von diesem Gebrauch abgehend, um genauere Definitionen zu ermöglichen, die Firnisse bzw. deren Grundstoffe, ohne sie von den Lacken scharf zu trennen, in vier Gruppen eingeteilt, und zwar in:

1. Guttaperchalösungen, Elasticin, Aluminium-Oleatfirnisse, also in Lösungen, die aufgetragen wie Gummipflaster kleben:

2. Lösungen von Harzen, Wachs, Fett, in Alkohol, Benzin oder anderen Lösungsmitteln;

3. Emulsionen und Seifenlösungen;

4. Eiweiß-, Gummi-, Gelatine-, Wasserglaslösungen.

Es wird also mit anderen Worten wie in der Technik zwischen membranbildenden gummiartigen Substanzen; den Lösungen, die nach dem Verdunsten fettartige Filme zurücklassen; den Emulsionen, die ohne viel sichtbaren Rückstand eintrocknen, und trockensalbenartigen Mischungen unterschieden. Ja, man kann sogar aus Gelatine Stifte machen, die Zinkoxyd, Ichthyol und andere Wirkstoffe enthalten und auf der vorher befeuchteten Haut beim Aufstreichen eine Leimdecke bilden (Glutektone Helfenberg). Es sind also viele Möglichkeiten, Hautfirnisse und Lacke herzustellen, vorhanden. Im Prinzip wirken die Präparate alle in derselben Richtung. Frisch aufgetragen bringen sie die intensivste Wirkung, die dann während des Eintrocknens abnimmt. Es erübrigt sich daher, jedes einzelne Medikament zu besprechen, und es genügt, nur einzelne Typen herauszugreifen.

So seien Filmogen und Sterilinlösungen, Cellulosenitrat und Öl in Aceton genannt, Mittel, die auch auf der feuchten Haut haften sollten, in einer Richtung also ähnliche günstige Eigenschaften wie die jetzt beliebten Schleime besaßen. Die beiden Präparate waren Träger verschiedener Medikamente, wie z. B. von Salicylsäure, Ichthyol, Chrysarobin.

Caseinfirnisse, die Borax oder Glycerin enthalten, sind weitere interessante Grundlagen, ebenso die Firnisse aus gequollenem Tragantschleim, salbenartige Produkte, sozusagen Glycerinsalben ohne oder mit geringem Glyceringehalt, denen die osmotische Wirkung des wasserentziehenden mehrwertigen Alkohols mehr — minder fehlt. Die Präparate trocknen, wie erwähnt, unter Filmbildung ein und sind in vielen Fällen in frischem Zustand salbenartig, sie sind also Trockensalben, wie der neue Ausdruck für ein altes Mittel lautet. Ähnlich zu beurteilen ist das Glycerolatum aromaticum, ein Präparat, das Tragant, Aceton und Glycerin enthält, so daß es nicht eintrocknete und mithin schon mehr zu den Salben gehört. Die Gelatinen UNNAS, etwa die Gelatina Lithargyri mit Glycerin, Wasser und Gelatine, sind Salben, deren Eigenschaften in Bd. I, S. 57 besprochen wurden.

Bei der Herstellung all dieser aus Tragant und Glycerin bestehenden Produkte wird der Tragant mit dem Glycerin verrieben, dann das Wasser zugesetzt. Fehlt der Glycerinzusatz, so verreibt man den Tragant zuerst mit Alkohol, um Knollenbildung zu vermeiden.

Lacke enthalten meist ein mit Wasser nicht mischbares Lösungsmittel. Sie haften daher nur auf der trocknen Haut und stauen dort

den Luft- und Wasseraustausch, eine Eigenschaft, die in manchen
Fällen erwünscht sein kann. Sie ziehen sich und die darunterliegenden
Gewebepartien beim Eintrocknen zusammen. Die beigefügten Medikamente kommen, sofern sie lipoidlösliche Körper sind, in dieser Arzneiform zur Wirkung. Bei wasserlöslichen Substanzen ist die Beurteilung
schwieriger, und häufige Versager sind möglich. Zwei Beispiele seien
angeführt, Kollodium und Traumaticin.

Collodien — Collodia — sind ätherische Lösungen von Kollodium,
denen Arzneistoffe zugefügt sein können. Das einfachste zusammengesetzte Kollodium ist das Collodium elasticum, das den „Weichmacher“
Ricinusöl enthält, schmiegsam ist und seinerseits häufig als Grundmasse
herangezogen wird. Das Lösungsmittel verdunstet auf der Haut, und das
zurückbleibende feuergefährliche Kollodium erstarrt zu einem Häutchen.
Die Collodia mit Milchsäure (6proz.), Cantharidenauszügen und Campher
dienen zur äußerlichen Anwendung als Ätz- und Reizmittel. Die Collodien werden ferner als Träger von Sublimat (1:60), Crotonöl (25proz.),
Paraform (5proz.), Salicylsäure (10proz.), Jodoform (1—2proz.), Tannin
(0,5proz.) benützt, bringen aber die wasserlöslichen Inhaltsstoffe wie die
Gerbsäure kaum zur Wirkung. Extractum cannabis indicae ist ein über-
lieferter Bestand des Salicylkollodiums. Sein Wert geht hier über den
eines grünen Farbstoffes nicht hinaus, da die uns zur Verfügung stehenden Indisch-Hanf-Präparate nur Abfälle der Haschisch-Herstellung im
Orient sind und wenig Wirkstoffe enthalten.

Traumaticin wurde von AUSPITZ[1] eingeführt. Es besteht aus einer
10proz. Guttaperchalösung in Chloroform und ist feiner als Gelatine,
dichter als Kollodium und kann als Träger für Salicylsäure, Chrysarobin
u. dgl. verwendet werden. Im letzteren Falle ist es aber den Pasten
deutlich unterlegen (SIEMENS[2]), obwohl die Reizwirkung verstärkt
hervortritt. Zu den Harzlösungen gehört das *Mastisol*, eine Lösung
natürlicher Harze, und *Albertol*, das als feste Substanz ein Kunstharz
enthält. Als Lösungsmittel dient eine Alkohol-Äther-(Benzol-)Mischung.
Beide Produkte sind heute vorwiegend Verbandfixierungsmittel.

In den letzten Jahrzehnten ist über die Lacke so gut wie nicht
mehr gearbeitet worden. Viele Produkte sind zugunsten der Salben
und Schüttelmixturen verlassen worden. Ihre häufig als Nachteil emp-
fundene Eigenschaft, impermeable Membrane zu bilden, wurde ihnen
zum Verhängnis. Sie wurden, propagandistisch nicht gefördert, zugunsten
anderer therapeutischer Maßnahmen, z. B. der Behandlung mit Trockensalben, aufgegeben.

Die Tiefenwirkung der Salben kann durch sogenannte Trockensalben, die zu den Lacken gehören, niemals erreicht worden. So wurden
in klinischen Untersuchungen über die Heilwirkung von Trockensalben
mit Salicylsäure und Cignolin Parallelversuche mit Salben angestellt
und festgestellt, daß z. B. Keratolyse bei den Schuppenpapeln der
Psoriasis meist an das Maß, das man mit gleichprozentigen Salben erreicht, nicht herankommt. Dafür können derartige Salben vorteilhaft

---

[1] AUSPITZ: Wien. klin. Wschr. **1883**, 30/31.
[2] SIEMENS: Arch. f. Dermat. **183**, II (1942).

bei Solitärpapeln, z. B. an den unbedeckten Körperstellen, verwendet werden, in Fällen, in denen durch Fixierung mit dem Lack ein Verband erspart wird. Die Begrenzung des festen Abschlusses eines größeren Krankheitsherdes kann z. B. bei bestimmten Mykosen besonders erwünscht sein und wird dann durch Traumaticin oder Kollodium, denen antimykotische Wirkstoffe beigefügt werden können, gut erreicht.

Umschlagpasten und Bäder.

Unter einer Umschlagpaste, einem Kataplasma, versteht man ein salbenartiges Produkt, das äußerlich appliziert auf der Haut seine eigene oder die Wirkung der zugesetzten Medikamente entfalten soll. Kataplasmen bestehen aus mindestens 2 Komponenten: einer flüssigen Phase, meist Wasser, gegebenenfalls Glycerin, und einer festen, Peloiden, Pflanzenpulvern oder anorganischem Material.

Aus diesen beiden Bestandteilen werden einerseits in Fabriken Suspensionen oder salbenartige Mischungen hergestellt und gebrauchsfertig in Dosen in den Handel gebracht. Andererseits wird die feste Komponente, wenn die flüssige Wasser ist, in Würfelform oder lose als Pulver dem Verbraucher übergeben, damit er sich die Mischung selbst bereiten kann.

Zu den ersteren Produkten gehören die fertigen Umschlagpasten, wie Enelbin und Antiphlogistin, deren Zusammensetzung und deren Zweck in Bd. I, S. 66 und Bd. II, S. 67 erläutert wird.

Peloide und Pflanzenpulver kommen lose oder in Pulverform in den Handel.

Tabelle 12.

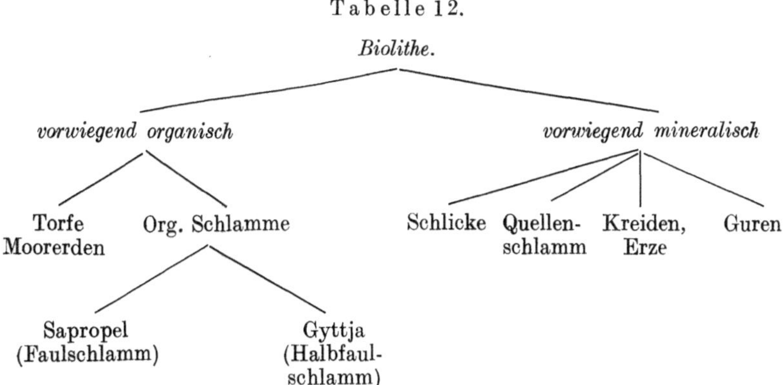

Im Gegensatz hierzu sind die *Abiolithe* durch Ablagerung von reinen Mineralsubstanzen entstanden.

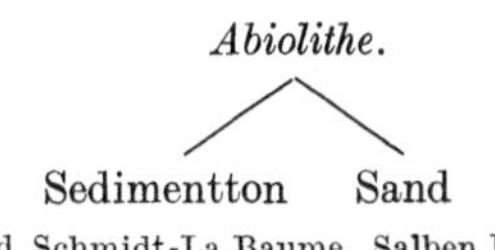

Unter *Peloiden* versteht man Massen, die in der Natur durch geologische Vorgänge entstanden sind und die therapeutisch in fein verteiltem Zustand mit Wasser gemischt in Form von Packungen und Bädern verwendet werden. Natürliche Peloide sind solche, die entweder unverändert oder ohne tiefgreifende Veränderung gebraucht werden; künstliche Peloide werden bei der Aufbereitung chemisch oder physikalisch weitgehend verändert. Die international eingeführte Klassifikation der Peloide teilt in zwei Hauptgruppen, die Biolithe und die Abiolithe, ein. *Biolithe* sind aus organischem Material oder unter Mitwirkung von Organismen entstanden.

Zu den Peloiden gehören also die Sedimente wie Schlamm, Pelose, Torf, Schlick, Kreide und Heilerden, wie Lehm, Mergel und Löß. Die Peloide, über deren Gewinnung, Verarbeitung und therapeutische Verwertung das Buch BENADES[1] alles Wissenswerte enthält, sollen hier nur kurz besprochen werden. Sie sind im Augenblick ihrer Anwendung plastische Massen, die sich durch ihr großes Wärmehaltvermögen auszeichnen. Sie leiten die Wärme um so langsamer ab, je mehr Wasser sie festhalten können; entscheidend hierfür ist der Anteil an organischem Material, denn je mehr davon im Peloid enthalten ist, um so geringer ist die Wärmeleitfähigkeit. Bei vulkanischen Peloiden muß die feine Verteilung kleiner Partikelchen den Mangel an organischem Material wettmachen. Noch wichtiger als die Leitfähigkeit ist die Wärmekapazität; Peloide mit großer Kapazität sind denen mit kleiner überlegen.

Die physikalischen Eigenschaften werden nach Kennzahlen beurteilt. Es sind dies die Wärmeleitzahl, Wärmekapazität, Wärmehaltung, Daten, die bei einem bestimmten Wassergehalt ermittelt werden und dem Fachmann Anhaltspunkte geben.

Außer den physikalischen Eigenschaften der Peloide, wozu auch die Adsorptionskraft mancher Heilerden zu rechnen ist, sind die chemischen Bestandteile für den therapeutischen Erfolg ausschlaggebend. So wird ihnen bisweilen Salicylsäure zugefügt, wogegen sie von Natur aus an Ort und Stelle verwandt Radiumemanation, sonst Humussäuren, Schwefel oder Schwefelverbindungen, Kohlensäure und östrogene Körper enthalten können. Die Wirkung dieser Substanzen aus Schlammen und Bädern ist sehr mild, wird aber durch die Dauer der Resorption bzw. Einwirkung und durch die Größe der zu behandelnden Hautfläche doch so, daß man Erfolge erwarten kann. Der Name Heilerde ist ein Gattungsbegriff geworden; man bezeichnet damit heute einen Teil der Peloide, und zwar diejenigen, die auch zur inneren Darreichung geeignet sind. Ursprünglich hieß nur das JUSTsche Produkt, ein Löß aus dem Nordharz, der jetzt unter dem Namen Luvos-Heilerde bzw. Proterra in den Handel kommt, Heilerde. Die Begriffe haben sich aber weitgehend verschoben, so daß der Name jetzt auch für ganz anders zusammengesetzte und anders wirkende Produkte anderer Lagerstätten gebraucht wird (VOGEL[2]). BENADE[3] nennt Heilerden alle Erden in mehr oder

---

[1] BENADE: Die Peloide.   [2] VOGEL: Hippokrates **1943**, 1, 29.
[3] BENADE: Balneologe **1938**, 9, 419.

weniger feiner Verteilung, die durch Zersetzung und Verwitterung entstanden sind. Darunter fallen also auch Tone (Kaolin) und verwittertes Gestein.

Pflanzliches Material wird gleichfalls zu Breiumschlägen, Kataplasmen verarbeitet. Am häufigsten werden Leinsamenumschläge, Senfmehl- und Kräuterpackungen verwendet. Leinsamenumschläge dienen zur Erzielung und Haltung von feuchter Wärme, sie mazerieren die Haut und wirken durch die Feuchtigkeit der Schleimstoffe und andere Bestandteile bedingt wesentlich anders als ein Heizkissen, das trockene Wärme erzeugt. Die Senfmehlkataplasmen enthalten Senfölglykoside, die angefeuchtet spezifische Wirkstoffe, Senföle, die auf der Haut einen Reiz ausüben sollen, abspalten. Frisch gemahlener Senf wird unter Zusatz von lauwarmem Wasser zu einem Brei verarbeitet. Dieser wird in Stoff eingeschlagen und auf die zu behandelnde Stelle gelegt. Dort spaltet das Ferment Myrosinase die wirksamen Senföle aus den Glykosiden ab. Das Ferment wird durch höhere Temperaturen vernichtet. Die Umschläge sind daher mit lauwarmem Wasser anzufertigen.

Der zu Breiumschlägen verwendete schwarze Senf enthält reichlich fettes Öl, das als Lösungsvermittler für die ätherischen Öle bzw. bei deren Fehlen als Emulsionsbestandteil nötig zu sein scheint. Es wird daher von erfahrenen Praktikern, ohne Begründung zwar, betont, daß fetthaltiges Mehl und nicht die fettarmen Preßkuchen aus der Ölgewinnung, die zu verwerten wertvoller wäre, verwendet werden müssen, vielleicht auch weil die Austrocknung der Peloide dann nicht so schnell erfolgt.

Die Kräuterpackungen sind pharmazeutisch von geringem Interesse. Wenn ihr Wert auch nicht verkannt werden soll, so können sie doch hier unberücksichtigt bleiben, so daß nun die Besprechung der Umschlagpasten folgen kann.

Umschlagpasten haben den Zweck, ähnlich wie Peloide und Salben, von außen her Wirkstoffe durch die Haut hindurch zur Resorption zu bringen und, falls sie warm appliziert werden, die Wärme an der behandelten Stelle möglichst lange zu halten. Zum Unterschied von den Peloiden und Breiumschlägen werden sie nicht als Pulver, sondern als fertige Pasten in den Handel gebracht. Sie trocknen nicht ein und bestehen meist aus bestimmten Arten von Ton, Glycerin, ätherischen Ölen; Enelbin und Antiphlogistine sind die bekanntesten fertigen Produkte. Gut bewährt haben sich auch die beiden folgenden Rezepte,

I		II	
Bolus alba	50,0	Bolus alba	41,0
Glycerin	50,0—60,0	Adulsion	0,75
Acid. boric.		Glycerini	15,0
Ol. menthae pip.		Aqua dest.	37,0
Ol. Eucalypti		miscae cum	
Methylsalicyl. āa 0,1		Ol. menthae pip.	0,2
		Eucalyptoli	0,5
		Tymoli	0,05
		Methylsalicyl.	0,2
		Camphora	0,5
		Nipagin	0,1
		Spiritus 95%	1,0
		Extractum Chamom. fl.	1,0

von denen II auch dann verwendet werden kann, wenn Glycerin nur ungenügend zur Verfügung steht (MARKERT[1]).

Analytisch kann der Gehalt an fetten und ätherischen Ölen und der Weichmachergehalt jeweils in üblicher Weise getestet werden.

Hautreinigungsmittel unter besonderer Berücksichtigung der Seifen. Medikamentöse Seifen.

Reinigungsmittel sind Präparate, die zur Entfernung von Schmutz dienen. Da „Schmutz" aus Eiweiß, Fett, Kohle und anderem Material bestehen und auf Glas, Metall, Textilien und der Haut haften kann, gibt es auch zahlreiche, für die verschiedensten Zwecke geeignete Reinigungsprodukte. Uns interessieren im Rahmen dieses Buches nur diejenigen, die zur Reinigung der Haut eingesetzt werden können, sowie solche, die wie die Seifen eine therapeutische Wirkung besitzen. Es sind dies gleichzeitig meist auch Waschmittel, also Substanzen, die in Wasser gelöst wirken. Alle diese Wasch- und Reinigungsmittel gehören den verschiedensten Gruppen von Chemikalien an, denn man lernte bald durch Modifikationen zu variieren und erwünschte und unerwünschte Nebenwirkungen beherrschen; durch die Wahl des jeweils geeignetsten Mittels und durch Kombination konnte man so den besten Effekt erzielen. Man fand, daß manche Waschmittel, wie die Schmierseife, auch als Salben verwendbar sind, zog die Erfahrungen der Textilchemie heran und hat nun eine ganze Skala von geeigneten Substanzen zur Verfügung, die im folgenden nach verschiedenen Klassifikationen zusammengestellt werden.

So kann man die Präparate in organische und anorganische Waschmittel einteilen. Letztere sind meist Waschhilfsmittel und dienen etwa zur Wasserenthärtung oder sonst zur Ergänzung der organischen Waschmittel, die ihrerseits Seifen, Türkischrotöle, Sulfosäuren, Fettalkoholsulfonate, Kondensationsprodukte, kationaktive Mittel und Anlagerungsprodukte sein können.

Eine weitere Klassifikation teilt die Produkte in ionogenaktive und nichtionogenaktive ein. Unter den ersteren sind ionogene Anziehungs- und Dispergierkräfte salzbildender Gruppen wie $COONa$, SO_3Na, $=N—AC$ die Ursache für die Waschwirkung. Unter den letzteren verursachen die nicht ionogenen Bindungskräfte wasseraffiner Molekülstellen, etwa gehäufte Hydroxylgruppen, die Löslichkeit der Substanzen in Wasser.

Die ionenaktiven Waschmittel sind in unserem Falle die wichtigere Gruppe und zerfallen, je nachdem der den Fettkettenrest tragende Teil des Waschmittelmoleküls positiv oder negativ elektrisch geladen ist, in anion- oder kationaktive „Seifen". Zu den anionaktiven Mitteln

---

[1] MARKERT: Südd. Apoth.-Ztg **1940**.

gehören die gewöhnlichen Seifen, alle Sulfonate und Sulfonsäuren und zu den kationaktiven die als Waschmittel unwichtigen, aber als Desinfektionsmittel bekannten quarternären Ammonsalze.

WURZSCHMITT[1] teilt wie folgt ein in:

Die *Seifen*, die Seifen-, Wasch-, Putz- und Scheuerpulver.

Die *synthetischen Waschmittel*, wie die Türkischrotöle und die Sulfonate.

Organische Fettlösungsmittel, wie aliphatische (z. B. Benzin, Petroleum), aromatische (z. B. Benzol, Toluol, Xylol) und hydroaromatische Kohlenwasserstoffe (Tetralin, Dekalin, Methylhexalin, Terpene usw.), Alkohole, Ketone, chlorierte Kohlenwasserstoffe (Methylenchlorid, Chloroform, Tetrachlorkohlenstoff, Trichloräthylen, Chlorbenzol), Pyridinbasen und Ammoniaksubstitutionsprodukte, wie z. B. Äthanolamin, Triäthanolamin usw.

Anorganische Chemikalien, wie Alkalihydroxyde, Ätzkalk, Soda, Natriumbicarbonat, Pottasche, Ammoniak, Wasserglas, Metasilicat, Natriumaluminat, Phosphate, Borax, Natriumsulfat, Natriumsulfit, Kochsalz, Ammonsalze und auch Quarzmehl, Sandpulver, Glaspulver, Marmorpulver, Kreide, Talkum, Kaolin, Bentonit, Hydrosilikate (Bleicherden), Bimsstein und natürlich vorkommende und künstlich hergestellte Metalloxyde, wie Eisenoxyde, Chromoxyd, Titandioxyd, Tonerde.

Sauerstoffabgebende und dadurch bleichende Produkte, wie Chlorkalk, Natriumhypochlorit, Natriumperoxyd, Wasserstoffsuperoxyd, Perborate, -carbonate, -silicate und -sulfate, Kaliumpermanganat und aromatische Sulfosäurechlorylamide.

Das durch Reduktionswirkung bleichende und entfärbende *Natriumhyposulfit* und seine Abkömmlinge, ferner:

Organische Stoffe, wie Holzmehl, Stärke, Dextrine, Zucker, löslich gemachte Cellulose, Saponine, Lecithine, Pflanzenschleime, tierisches Eiweiß und dessen Abbauprodukte, Sulfitablaugenextrakte, Oxalsäure, diastatische Fermente und Pankreasenzyme.

Für uns kommen von diesen Mitteln nur wenige in Frage. Es sind dies:

<table>
<tr><td rowspan="7">Reinigungs-mittel für die menschliche Haut</td><td>Mechanische Lösungs-mittel</td><td>Reinigung durch feinen Sand, Holzmehl. Der Schmutz wird mechanisch abgerieben.
Je nach der Schmutzart wird das unschädlichste und beste Lösungsmittel gewählt.</td></tr>
<tr><td rowspan="6">Emulgier-mittel</td><td>*Saure* Sulfonate, Saponine</td></tr>
<tr><td>*Neutrale* Eiweißkondensationsprodukte</td></tr>
<tr><td>*Alkalische* Seifen, Alkalien, Kaolin</td></tr>
<tr><td>Pasten aus mechanischen und emulgierenden Reinigungsmitteln.</td></tr>
</table>

Die mechanischen Reinigungsmittel, wie Sand und Sägemehl, spielen pharmazeutisch keine Rolle, sind aber technisch zur Einsparung und Streckung von Seifen wertvoll. Lösungsmittel, die zur Hautreinigung und -entfettung herangezogen werden, wie Alkohol, Benzin und Äther, sind für den Apotheker und den Arzt gleichermaßen von Bedeutung, da der Pharmazeut ihre chemischen Eigenschaften und der Arzt ihre Reizwirkung beurteilen kann. In vielen stark schmutzenden Betrieben werden Mischungen aus mechanischen, chemischen (Lösungsmitteln) und emulgierenden Reinigungsmitteln herangezogen, da eine Komponente nicht genügend wirksam ist. Auch hier müssen Arzt und Apotheker zusammenarbeiten.

---

[1] WURZSCHMITT: Lunge-Berl, Chemisch technische Untersuchungsmethoden 8. Aufl. Springer, Berlin 1940.

Die wichtigsten Waschmittel sind die Emulgiermittel. Unter ihrer großen Zahl haben Pharmazie und Medizin nur eine sehr beschränkte Auswahl getroffen, wogegen die Textilchemie eine Unzahl von Produkten gebraucht.

Die Präparate, die uns besonders interessieren, sind die

$$
\text{Waschmittel vom Seifencharakter (Emulgiermittel}
\begin{cases}
\text{saure} & \begin{cases} \text{Saponine} \\ \text{Sapamine} \\ \text{Sulfonate} \\ \text{Türkischrotöle} \end{cases} \\
\text{neutrale} & \begin{cases} \text{Fettsäure- und Eiweiß-Kondensationspro-} \\ \text{dukte} \end{cases} \\
\text{alkalische} & \begin{cases} \text{Seifen} \\ \text{Alkalien} \\ \text{Carbonate} \end{cases}
\end{cases}
$$

Die Sapamine besitzen in der Pharmazie nur als Salbenemulgatoren Bedeutung. Es sind Kondensationsprodukte von Fettsäuren mit Diaminen bzw. deren Salze mit organischen oder anorganischen Säuren:

$$
R_1 \cdot (CH_2)_x \cdot CH_2 \cdot CO \cdot \underset{\underset{\text{Säurerest}}{|}}{\overset{\overset{H_2}{\diagup\diagdown}}{N}} \text{———} (CH_2)_y \cdot CH_2 \cdot N \diagdown^{R_2}_{R_3}
$$

Sie sind gewissermaßen die Umkehrung der normalen Seifen: Alkalien scheiden die Seifenbase ab, die sauren Lösungen sind auch in der Hitze beständig. Sie werden deshalb auch saure Seifen oder Säureseifen genannt.

Türkischrotöle werden durch Schwefelsäurebehandlung von Ölen hergestellt. Sie enthalten als wirksamen Bestandteil neben Öl (Oxyfettsäuren und deren innere Ester) Schwefelsäureester von Ricinusöl, Olivenöl (Tournanteöle) oder von Tranen und Talgen, die mit Alkalien, Ammoniak oder dessen Substitutionsprodukten, wie z. B. Triäthanolamin neutralisiert sind. Sie können allgemein durch die Formel

$$
R \cdot (CH_2)_x - \overset{\overset{\displaystyle H}{|}}{\underset{\underset{\underset{\underset{SO_3 - Me}{|}}{O}}{|}}{C}} - (CH_2)_y \cdot CH_2 \cdot COOMe
$$

dargestellt werden. Wenn die sulfierten Fettprodukte vom Typus des Türkischrotöls in Substanz auch hauptsächlich als typische Textilhilfsmittel, insbesondere als Netz-, Färbe- und Appreturöle, als Wollschmälzöle und als Ölbeizen und nicht als Wasch- und Reinigungsmittel Verwendung finden, so sollen sie doch an dieser Stelle angeführt werden, da eines von ihnen, ein hochsulfuriertes Öl der Firma Stockhausen, die fettende Komponente des Präcutans darstellt (Prästabitöl).

Die Fettalkoholsulfonate stellen wie die Türkischrotöle Schwefelsäureester dar, die durch Sulfonierung (Veresterung) von Fettalkoholen meist mit einer Kohlenstoffkette von etwa 10 bis 18 Kohlenstoffatomen hergestellt werden. Diese Alkohole sind einesteils direkt natürlichen Ursprungs, z. B. die Spermölalkohole, andernteils werden sie durch chemische Verfahren (katalytische Reduktion) aus den entsprechenden Fettsäuren bzw. deren Estern gewonnen. Enthalten sie Doppelbindungen in ihrem Molekül, so kann die Schwefelsäureesterbildung nicht nur an der Hydroxylgruppe, sondern auch an der Doppelbindung eintreten. Je nach den Sulfonierungsbedingungen und der Wahl des Ausgangsalkohols können also im fertigen Sulfonierungsgemisch folgende schematisch dargestellte Schwefelsäureester nebeneinander vorliegen:

1. $$R \cdot CH_2 \cdot OH + H_2SO_4 = R \cdot CH_2 \cdot O \cdot SO_3H + H_2O,$$

wobei im Falle des Vorliegens sekundärer Alkohole natürlich auch die sekundären Ester

$$\begin{array}{c} R_1 \\ \diagdown \\ CHO \cdot SO_3H \\ \diagup \\ R_2 \end{array}$$

erhalten werden.

2. $$R \cdot (CH_2)_x \cdot CH = CH \cdot (CH_2)_y \cdot CH_2 \cdot OH + H_2SO_4 =$$
$$R \cdot (CH_2)_x \cdot CH - CH_2(CH_2)_y \cdot CH_2 \cdot OH + H_2O$$
$$\overset{\displaystyle \cdot}{O} \cdot SO_3H$$

oder

$$R \cdot (CH_2)_x \cdot CH = CH \cdot (CH_2)_y \cdot CH_2 \cdot O \cdot SO_3H + H_2O.$$

Besitzen also die Seifen nur Carboxylgruppen, die Türkischrotöle Carboxyl- und Schwefelsäureestergruppen, die nekalähnlichen Produkte nur echt an Kohlenstoff gebundene SO_3-Gruppen als salzbildende und wasserlöslich machende Gruppen, so tragen die Alkoholsulfonate in der Hauptsache nur Schwefelsäureestergruppen, wenn auch häufig von der Herstellung her kleine Mengen echt C-sulfierter Verbindungen vorhanden sind.

Die Fettalkoholsulfonate, bilden mit hartem Wasser und Meerwasser keinerlei Ausfällungen, von klebrigen Kalkseifen und sonstigen unlöslichen Stoffen, schäumen auch in diesen Wässern und sind durch Vermeidung von Verlusten und infolge ihrer großen Schaum- und Emulgierkraft sparsamer als Seifen. Als Salze starker Säuren mit einer starken Base zeigen die Fettalkoholsulfonate in wäßriger Lösung neutrale Reaktion. Eine Abspaltung von freiem Alkali durch Hydrolyse wie bei der Seife tritt nicht ein. Es ist damit also möglich, alkaliempfindliche Textilien und die Haut neutral und mit einem Waschmittel hohen Reinigungsvermögens zu behandeln. Bei aller Schwierigkeit der Ermittlung exakter, allgemein gültiger Vergleichszahlen kann man auf Grund der bisherigen Erfahrungen nämlich sagen, daß der Waschwert von Fettalkoholsulfonaten denjenigen von Seife durchschnittlich erheblich — je nach Anschmutzung und Arbeitsbedingungen bis zu einem Vielfachen — übertrifft.   .

Im Bölo und im Rivonit sind Fettalkoholsulfonate enthalten. Die Mittel reinigen sehr gut, entfetten aber die Haut außerordentlich stark, so daß wenigstens das letztere Mittel für den Dauergebrauch nur bei unempfindlichen Personen in Frage kommt.

Fettsäurekondensationsprodukte sind chemisch weitgehend verschieden zusammengesetzt. Die Nekale, Salze der alkylierten aromatischen Sulfosäuren, sind Netzmittel. Die Igepone, Melioran, Ultravon, Neopal sind Textilhilfsmittel, auf deren chemische Zusammensetzung nicht eingegangen werden soll. Sie besitzen unter anderem die wichtige Eigenschaft, die bei der Seifenwäsche entstehenden Kalkseifen feinst zu dispergieren und so unschädlich zu machen. — Einen kleinen Teil dieser Produkte, wie die Igepone, hat man speziell zur Dermatherapie weiterentwickelt. Beim Präcutan, dem bekanntesten derartigen Produkt, ist das Igepon die reinigende, das fettende Prästabitöl die konservierende Komponente, so daß das Endprodukt intensiver als Seife wäscht und nicht stärker entfettet.

Eiweißkondensationsprodukte sind durch Hydrolyse aus Leim, Casein oder Leder gewonnene Polypeptide, die meist amidartig mit Fettsäureestern verbunden sind (Satina).

Präcutan und Satina enthalten, um die Entfettung weiter herabzusetzen, Gerbstoffe, die „Dermolane". Sie ziehen auf die Haut auf und schützen sie, gerben aber nicht die lebende Haut, da der Gerbwirkung die Fettung der Haut entgegenwirkt. Ein echtes Gerben wäre auch nicht von Vorteil, denn wir benötigen kein Leder, sondern eben den Komplex „Haut". Leder würde als tote Substanz abgestoßen werden. Der Ausdruck „Lebendgerbung" war werbetechnisch gut, hat aber zu Mißverständnissen geführt. Satina ist sehr angenehm mit einem Fichtennadelaroma parfümiert, doch kann dieser Duftstoff bei empfindlichen Patienten zu Reizungen führen.

Saponine sind Glykoside, die in manchen Pflanzenfamilien vorkommen. Sie können im alkalischen, neutralen oder sauren Bereich ihre allerdings völlig unzureichende Waschwirkung entfalten. Als Reinigungsmittel besitzen sie weder textiltechnisch (W. KIND[1]) noch pharmazeutisch Bedeutung, sie sind aber Emulgatoren und insbesondere Netzmittel, die Teere und Öle in Lösung bzw. in Suspension (Liquor carbonis det.) und auf der Haut zur Wirkung bringen (siehe Bd. I, S. 189).

Inwieweit ein **Waschmittel** für den Textilfachmann brauchbar ist, entscheiden verschiedene Methoden, die die einzelnen Komponenten der Waschmittelwirkung prüfen. Das Waschen mit Reinigungsmitteln stellt ja einen komplizierten Vorgang dar, schon dann, wenn das Prüfprodukt nur aus einer einzigen Komponente besteht; es wird noch schwieriger, wenn Zusatzstoffe beigefügt werden und bei verschiedenen Temperaturen zu arbeiten ist. Waschen wir z. B. mit Seifenlösung, so setzen wir zunächst die Oberflächenspannung der Flotte herab, die Benetzung und Ausbreitung der Waschflüssigkeit wird durch das „*Netzmittel*" Seife erleichtert. Die Seifenlösung dringt in die capillaren Räume ein, verdrängt die Luft, bringt als *Alkali* und elektrisch geladene Lösung die Schmutzteilchen zur Quellung und Abstoßung, sie werden beweglich, der *Emulgator* Seife tritt in Aktion und spült die Verunreinigungen ab. Er muß ein *Schmutztragevermögen* besitzen und darf die Teilchen nach dem Abheben nicht wieder an derselben Stelle niederfallen lassen.

---

[1] KIND, W.: Fette u. Seifen **49**, 10 (1942).

Die ganze Lage wird noch durch die verschiedenen Schmutzarten erschwert. Man kann folgende Arten unterscheiden:

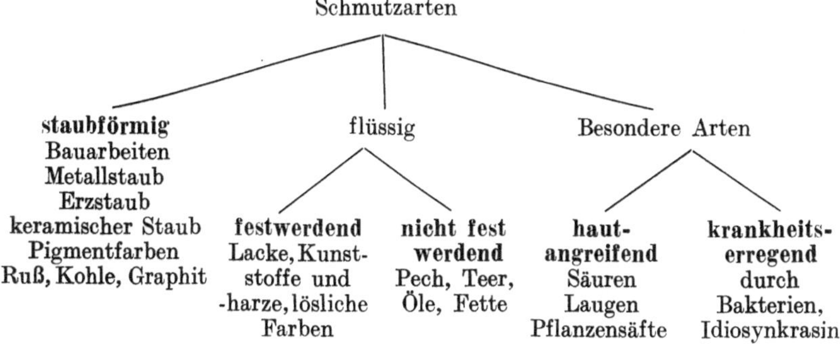

Ein Waschmittel ist Netzmittel, Emulgator, Suspensionsmittel, chemisch und physikalisch wirkendes „Lösungsmittel", und muß außerdem, falls sein dermatologischer Einsatz zur Debatte steht, reizlos vertragen werden. Modellversuche mit Waschmitteln geben nur Anhaltspunkte, aber keinen Überblick, der allein zur Beurteilung genügt. Die Messung der Schaumkraft und der Beständigkeit des Schaumes, zweier Eigenschaften, die insbesondere dem Laien imponieren, ist, jeweils allein für sich durchgeführt, kein Maßstab für die Güte eines Waschmittels. Die Prüfung der Netzfähigkeit erfolgt meist durch „Randwinkelmessungen" und gibt ebenfalls nur ein Glied zur Beurteilung. Ein Tropfen Wasser hat auf einer Glasplatte das Bestreben, seine Kugelgestalt zu bewahren, die Schwerkraft hindert ihn daran, und beide Komponenten balancieren sich so aus, daß der Randwinkel, den ein Tropfen bildet, immer gleich groß ist. Zusätze von Netzmitteln verringern die Oberflächenspannung, die Schwerkraft bekommt das Übergewicht, und der Randwinkel wird kleiner. Die Beeinflussung des Winkels, die in eigens dazu konstruierten Apparaten (z. B. von R. Jung, Heidelberg, lieferbar) erfolgt, gibt ein Maß für die Netzwirkung des Prüfobjektes. Außer dieser Methode gibt es natürlich noch zahlreiche andere. Man kann z. B. mit einer Torsionswaage die Kraft, die nötig ist, um einen Metallring von der Oberflächenspannung zu befreien, in Dyn messen, entfettetes Garn oder Gewebe auf Wasser werfen und die Geschwindigkeit, mit der es versinkt, als Maß für die Netzwirkung nehmen.

Die Prüfung auf Emulgierfähigkeit erfolgt bei verschiedenen Temperaturen. Sie und die quantitative Bestimmung der Zahl der Emulsionskügelchen im Hämocytometer, die Prüfung des Schmutztragevermögens sind weitere Möglichkeiten, sich über ein Waschmittel ein Bild zu machen. Bei der Prüfung des Schmutztragevermögens mischt man die Waschmittellösung mit Ruß und trägt davon einen Tropfen auf glattes Papier. Unter einem Wasserstrahl wird der Tropfen abgespült. Sind Lösungs- und Tragevermögen gut, so wird die Stelle, wo der Tropfen saß, weiß werden; ist das Lösungsvermögen schlecht, so bleibt ein dunkler Kreis zurück; ist das Tragevermögen schlecht, so wird der

Fleck zwar hell, in Richtung des abfließenden Wassers setzt sich aber ein dunkler Kometenschweif ab (R. JÄGER). Diese Einzelversuche geben bereits Anhaltspunkte für die Beurteilung eines Reinigungsmittels, sie werden durch Waschversuche, die einen Überblick über die Wascheigenschaften der Prüfprodukte geben, ergänzt. Man verwendet hierzu meist durch Zusammennähen „unendlich" lange Bänder, die künstlich verschmutzt sind. Als „Schmutz" dienen Farbstoffe, gefärbte Fette, Straßenschmutz. Vergleichswaschungen ermöglichen ein Urteil.

Auf der Haut muß bei der Waschmittelprüfung nicht nur die Waschkraft, die mit künstlicher Verschmutzung, z. B. mit gebrauchtem Autoöl, dessen Reste auf der Haut fluoreszieren und so nachgewiesen werden können, veranschaulicht wird, geprüft werden, sondern auch die Verträglichkeit. Das Institut für Kolloidforschung in Frankfurt und die Gießener Dermatologische Klinik haben dazu Verfahren ausgearbeitet[1]. Läppchenproben und Dauerwaschversuche, Prüfungen der Hautrauhung, der Alkalisierung, Fluoreszenzmessungen, Prüfung der Quellung und Entfettung sind nötig, können hier aber als über den Rahmen des Buches hinausgehend nur erwähnt werden. Wir selbst haben die Hautentfettung durch Waschmittel zu testen versucht und bedienten uns hierbei der Tatsache, daß Wasser auf fetter Haut in Inseln stehen bleibt, auf entfetteter Haut als Film aufzieht. Färbt man das Wasser, so erhält man je nach dem Entfettungsgrad verschiedene Bilder (siehe Abb. 8), die zu einer guten Beurteilung der Waschwirkung führen. Ein stark entfettendes Waschmittel zeigt den Film nämlich schon nach der zweiten oder dritten, andere erst nach der fünften Waschung oder gar nicht. Diese Methode kann umgekehrt auch als Prüfung der Salbenresistenz benutzt werden. Sie hat aber den Nachteil, daß ihre Ergebnisse von verschiedenen äußeren Umständen getrübt werden. Ein Waschmittel z. B., das gleichzeitig ein intensiv wirkendes und stark auf der Haut haftendes Netzmittel darstellt, kann völlige Entfettung vortäuschen. In solchen Fällen haftet nämlich eine Netzmittelschicht, in der das Wasser sich verteilt, auf der Haut, obwohl vielleicht gar keine Entfettung stattgefunden hat. Hier wird man daher mit einer Entfettung mit Petroläther und nachträglicher gravimetrischer Bestimmung der so gewonnenen Fettmenge weiterkommen, muß aber mit großen Lösungsmittelmengen sehr sauber arbeiten und erhält sehr kleine Fettmengen (v. CZETSCH-LINDENWALD)[2].

Aus all dem geht hervor, daß eine Methode gleichzeitig für die Beurteilung, meist aber nicht für die exakte Messung eines der komplizierten Vorgänge, aus denen sich die Waschwirkung zusammensetzt, herangezogen werden kann. Diese Schilderung eines einzigen kleinen Bausteines unseres Wissens zeigt, daß es außerordentlich schwierig und nur in innigster Zusammenarbeit von Textilchemikern und Ärzten über-

---

[1] JÄGER, R.: Zbl. Gewerbehyg. Wien 42, 167, 186 (1935); Hippokrates 1937, Nr 18; Arch. Gewerbepath. 9, 276 (1938); PEUKERT u. SCHNEIDER: Arch. Gewerbepath. 9, 288 (1938); W. SCHULTZE: Arch. f. Dermat. 177, 80 (1938); PEUKERT u. SCHULTZE: Ebenda 179, 2 (1939). GREUER: Ebenda 185, 2 (1944).
[2] v. CZETSCH-LINDENWALD: Arch. Gewerbepath. 10, I (1940).

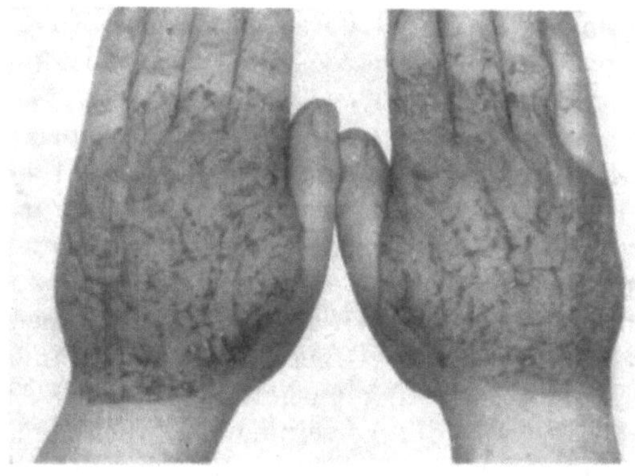

Abb. 8a. Wassertropfen auf der mit Vaselin gefetteten Haut vor der Waschung.

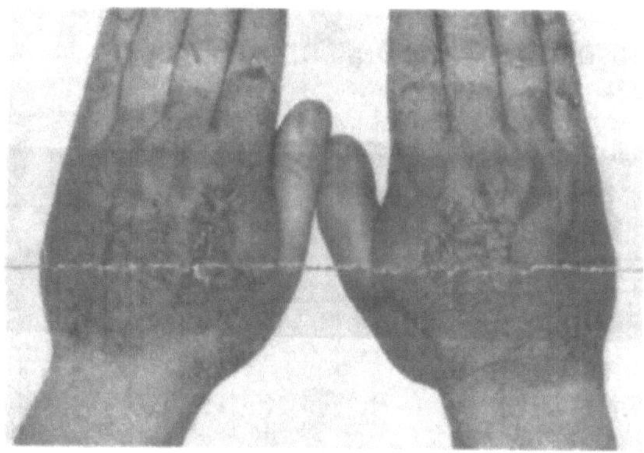

Abb. 8b. Nach der dritten Waschung.

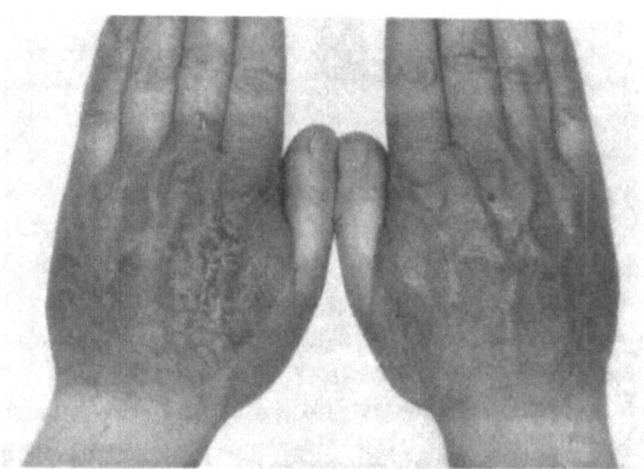

Abb. 8c. Nach der fünften Waschung.

Man sieht deutlich, daß die Haut nach der dritten Waschung benetzt wird, nach der fünften Waschung ist der Fettfilm völlig verschwunden.

Abb. 8a—c. Entfettungsversuch auf der Haut.

haupt möglich ist, in das komplizierte Gebiet der Waschmittelwirkung auf der Haut einzudringen und dort Erkenntnisse zu erringen. Man kann sich auf diesem Gebiet nicht einfach irgendwo kurz informieren und dann lustig drauflosarbeiten.

Wenn wir nun auf die Besprechung der einzelnen Waschmittel zurückkommen, so sei die *Seife* ausführlich behandelt, da sie infolge ihrer leichten Herstellung, ihrer milden Wirkung und auf Grund der großen Erfahrungen, die Generationen mit ihr gewannen, nach wie vor die größte Rolle spielt. Die Seifen waren nach PLINIUS schon den Galliern bekannt; sie kochten Fette mit Pflanzenasche, wie das auch heute noch die russischen Bauern tun, und gewannen so Seifen, die sie allerdings nicht als Reinigungsmittel, sondern als Haarpomade verwendeten. Seither war die Verseifung die wichtigste, mit Fetten durchgeführte chemische Reaktion, denn aus der Pomade wurde ein Waschmittel, das nach der Reaktion

$$
\begin{array}{l}
CH_2 \cdot OOC \cdot R \\
| \\
CH \cdot OOC \cdot R + 3\,NaOH \rightarrow CHOH + 3\,RCOONa \\
| \\
CH_2 \cdot OOC \cdot R
\end{array}
\qquad
\begin{array}{l}
CH_2OH \\
| \\
CHOH \\
| \\
CH_2OH
\end{array}
$$

Glyceridfett   Lauge Glycerin   Seife

entsteht. Diese so wichtige Reaktion kann beim Waschen mit Seife von einer anderen unerwünschten, der Bildung von Kalkseifen im „harten" Wasser, gefolgt werden.

$$2\,RCOONa + Ca(H \cdot CO_3)_2 \qquad 2\,NaHCO_3 + (RCOO)_2Ca$$

Seife   Ca-Carbonat   Na-Carbonat   Kalkseife

Diese Kalkseifenbildung kann durch Enthärtung des Wassers verhindert werden.

Die Nomenklatur der Seifen ist uneinheitlich, da die Definition weiter und enger gewählt werden kann. Im ersteren Falle werden ihnen auch seifenartige Produkte, wie *Amphoseifen*, zugezählt, ja in manchen Veröffentlichungen werden die Sulfonate unter den Seifen angeführt, weil sie Waschwirkung — Seifenwirkung — besitzen. Dies ist chemisch gesehen unrichtig. Andrerseits ist das *Diachylon*, das Bleisalz, wie alle löslichen und unlöslichen Metallsalze der Fettsäuren genau so eine Seife wie die *Calcium-, Magnesium- und Aluminiumstearate*. Wir wollen die Definition hier aber enger fassen und die unlöslichen Produkte fettsaure Salze nennen, die Sulfonate, Amphoseifen u. dgl. aber als Wasch- und Netzmittel bezeichnen. *Seifen im engeren Sinne sind nur die wasserlöslichen Kalium-, Natrium-, Ammonium- oder Aminsalze der Fettsäuren, und zwar vorwiegend die mit 12—18 Kohlenstoffatomen.* In der Pharmazie kommen sowohl die Natronseifen als auch die stärker keratolytischen und leichter löslichen Kaliseifen zur Anwendung. Erstere werden durch Verseifung der Neutralfette oder Neutralisation freier Fettsäuren mit Natronlauge hergestellt. Man salzt die Seife dann aus und erhält feste Stückseifen. Mit Kalilauge werden weiche, stark alkalische, noch Wasser und Glycerin enthaltende Kaliseifen hergestellt.

Alle diese Seifen sind entweder Waschmittel, Fettemulgatoren, Wirkstoffträger und als solche häufige Bestandteile dermatologisch verwendeter Präparate. Es ist nun nicht gleichgültig, welche Seifen man verwendet. Die Salze niederer Fettsäuren schäumen nicht und sind zu Waschzwecken unbrauchbar. Niemand wird es einfallen, Formiate oder Acetate als Seifen zu verwenden. Aber auch die Salze der nächsthöheren Homologen, wie Butter- und Baldriansäure, sind als Waschmittel und Medikamententräger schon ihres Geruches wegen nicht brauchbar. Die Seifen mit 8 C-Atomen sind Schaum- und Netzmittel, aber noch keine guten Emulgatoren und Schmutzträger. Die nächsthöheren Seifen mit

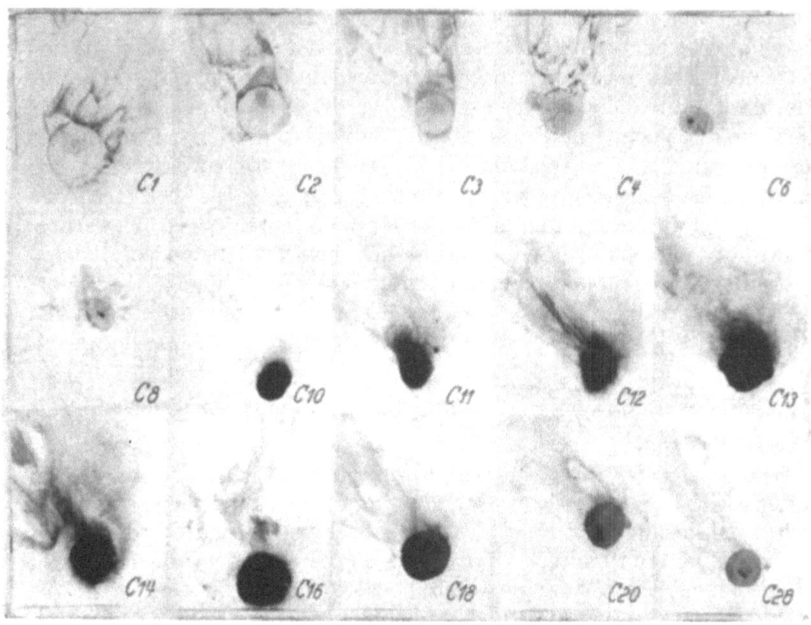

Abb. 9. Prüfung des Schmutztragevermögens der Seifen verschiedener Kettenlänge nach der Methode von JÄGER-LIESEGANG.

8—12 Kohlenstoffatomen reizen die Haut, schäumen mit einem Optimum bei C_{12} aber besonders gut. Die Seifen der ungesättigten Fettsäuren reinigen bei niedriger Temperatur besser als die der höher schmelzenden gesättigten Fettsäuren, die ihrerseits wieder in heißem Wasser besser wirken. Sie bilden aber in heißem Wasser gelöst gelatinöse Ausscheidungen, die vorwiegend als Pseudoemulgatoren wirken (Stearatcreme). Die Seifen mit 12—14 C-Atomen hingegen sind noch vorwiegend echte oberflächenaktive Substanzen (Kokosseife), die C_{14}-Seife ist das beste Waschmittel, Seifen, die über 18 C-Atome enthalten, lösen sich schlecht und schäumen wenig. Sehr schön kann man die ganze Lage zeigen, wenn man 0,1 g Ruß, 0,1 g Seife und 1,0 Wasser heiß anreibt und davon einen Tropfen auf glattes Papier fließen läßt. Unter dem Wasserstrahl abgespült hinterlassen die Tropfen verschiedene Bilder (Abb. 9).

Man sieht hier, daß die Seifen mit 8 C-Atomen oder weniger nicht benetzen und nicht in der Lage sind, Ruß und Papier in Kontakt zu bringen. Die Seife mit 10 C-Atomen netzt bereits, hebt aber den Ruß nicht wieder ab. Die Abemulgierung (kenntlich durch den Kometenschweif) beginnt bei C_{11}, hat bei C_{14} ihr Optimum, sinkt bei C_{16} ab. Die Stearinseife und die höheren Seifen sind nur mehr schwache Netzmittel und schwache echte Emulgatoren. An die Stelle ihrer oberflächenaktiven Kräfte tritt die Fähigkeit, Pseudoemulsionen zu bilden.

Die Ölsäure, die wichtigste ungesättigte Fettsäure, würde trotz ihrer 18 C-Atome ein Bild geben, das einer gesättigten Seife mit 14 C-Atomen entspricht. Die Naphthen- und Harzseifen verhalten sich ähnlich, es würde zu weit führen auch darauf näher einzugehen.

Die Fette der Natur und die Fettsäuren der Synthese sind aus den verschiedensten Komponenten zusammengesetzt; je nachdem Ölsäure oder Linolsäure oder sonst irgendeine andere Säure überwiegt, kann die Seife diese oder jene Eigenschaften aufweisen. In den meisten Fällen ist dies schon weitgehend von den Textilchemikern vorbearbeitet, wir können uns deren Erfahrungen zunutze machen. Die Prüfmethoden bleiben aber doch nötig und müssen sogar noch weiter ausgebaut werden, denn nicht alles kann unbesehen übernommen werden. Jedenfalls sind die Seifen der sogenannten Seifenfettsäuren mit 14, 16 und 18 C-Atomen, gesättigte und ungesättigte, wie die Ölsäure, am wichtigsten. Sie sind es, die zu den verschiedensten Zwecken verwendet werden, und zwar als

1. Waschmittel,   2. Medikament,
3. Medikamententräger und Emulgator, 4. Medikamentenbestandteil.

Als *Waschmittel* ist die Seife, insbesondere die Stückseife, aus den Natriumsalzen der Fettsäuren in jedem Haushalt anzutreffen. Sie ist dort geschätzt, weil sie gut schäumt und beim Waschen angenehm gleitet. In Lösungen ist sie schwach alkalisch, ein Grund, für die „hautschonenden" Waschmittel, die im sauren Bereich waschen und nicht alkalisieren sollen, also keine Quellung verursachen, zu werben. Da die Alkalisierung von der Haut in 1—2 Stunden wieder ausgeglichen wird[1], ist beim Hautgesunden nur sehr selten mit Schädigung durch Seife zu rechnen. Darüber hinaus ist die Keratolyse mit Seifenbädern und in manchen Fällen, in denen man Seife zu Salben zusetzt, erwünscht, da sie die Wirkung bedingt oder verstärkt. Notwendig ist die „erweichende" Wirkung ferner beim Rasieren. Gut schäumende Substanzen, die sauer sind, sind als Rasierhilfsmittel unbrauchbar, ebenso gleitfähige Körper, da sie die Haut zwar glatt, das Haar ohne Alkalizusatz aber nicht erweichen und schneidbar machen. Die Alkalisierung ist also nicht nur ein Nachteil, sondern auch ein Vorteil. Trotzdem suchte man nun die zu starke Alkalisierung abzuschwächen. Man versuchte dies durch Zugabe von Säuren, insbesondere Fettsäuren, Glyceriden und anderen Estern, die die Seife im sauren Milieu puffern sollten.

Die *überfetteten* Seifen stellen gleichzeitig die erste Gruppe von Seifen, denen gewisse auf der Haut, wie man hofft, wirksame Zusätze bei-

---

[1] v. CZETSCH-LINDENWALD: Fette u. Seifen 1941.

gefügt wurden, dar. Sie sollen daher an erster Stelle besprochen werden. Ihnen folgen dann nach Aufzählung weiterer indifferenter Seifen zuletzt die Präparate mit medikamentösen Zusätzen im engeren Sinne.

Überfettete Seifen werden aus verschiedenen Gründen hergestellt. Sie sollen besonders mild wirken (JAMIESON und DOTT[1]), denn man hoffte, durch die Fette das Alkali abzupuffern. Die Zusätze von Lecithin, Wollfett, Monoglyceriden, Äthern und Vaselin sind jedoch nicht in der Lage, das überschüssige Alkali „abzufangen", da dessen Konzentration, wie schon SCHRAUTH[2] feststellt, zur Verseifung von Glyceriden oder gar von Wachsen nicht genügt. Man versuchte, als man dies erkannte, durch Zusatz freier Öl- oder Stearinsäure zu neutralisieren. Man erhält so im Stück, aber nicht in Lösung, neutrale Seifen, denn die Hydrolyse, die um so stärker ist, je längerkettig die Fettsäuren sind, kann man durch derartige Zusätze nicht zurückdrängen.

Ein weiterer Grund zur Herstellung überfetteter Seifen ist in der Vorstellung zu suchen, daß das Fett oder der fettähnliche Körper auf die Haut aufzieht, diese fettet und an Stelle des Hautfettes das Alkali „absättigt". Das Fett sollte ferner die Seifen mechanisch einhüllen und diese damit nur schonend zur Wirkung bringen. Leider bestätigen sich diese theoretischen Überlegungen nur teilweise. Das „Einhüllen" der Seife durch das Fett unterbleibt, denn die Seife ist ein Öl-in-Wasser-Emulgator und umschließt ihrerseits das Fett, so daß nur Bruchteile von Milligrammen der Haut geboten werden, und davon wieder nur geringe Mengen auf diese selbst aufziehen. Der eine von uns[3] hat festgestellt, daß die Fettung der Haut mit überfetteten Seifen nur einen symbolischen Akt darstellt und daß diese Produkte nicht mehr als milde Seifen aus gutem Rohmaterial sind, denen ein Teil der Emulgierkraft durch den Fettzusatz entzogen ist. Die Existenz derartiger Seifen hat daher letzten Endes vorwiegend technische Gründe, denn die Überfettung der Seifenstücke macht diese geschmeidig, verbessert unter Umständen die Schaumbeständigkeit und erhöht ihre Haltbarkeit.

Neben Fetten und fettartigen Produkten werden als mehr oder minder indifferente Zusätze noch Eiweiß, Kaolin, Wasserglas, Tylose, Alkalicarbonate, Glycerin, Marmorpulver, Bimsstein und Sand als Füllstoffe zur Wirkungssteigerung und aus anderen Gründen zugefügt.

Eiweißseifen werden hergestellt, da die Eiweißstoffe den Schaum verbessern und als amphotere Stoffe das freie Alkali binden. Der Zusatz von Trockenmilchpulver, Casein, Eieralbumin (Rayseife), Gliadin, Albumosen, Tierbluteiweiß und anderen Stoffen wurde schon von SCHRAUTH erwähnt. Ihr Zusatz bringt vorwiegend technische, aber kaum therapeutische Vorzüge.

*Kaolin*beimengungen sind uns in den Kriegsseifen bekannt; auch dieser Zusatz dient als Streckungsmittel. Bei der Auswahl des Tones ist große Erfahrung nötig, um ein Material zu finden, das den Waschwert durch Absorption der Seife nicht beeinträchtigt. Dasselbe gilt vom

<hr>

[1] JAMIESON u. DOTT: Überfettete Seife. Mh. Dermat. **11**, Nr 2 (1890).
[2] SCHRAUTH: Die medikamentösen Seifen. Berlin: Springer 1914.
[3] v. CZETSCH-LINDENWALD: Arch. Gewerbepath., Gewerbehyg. **10**, 1 (1940).

Meeresschlick. Lignin hingegen und einige Ligninprodukte verbessern nach REFLE[1] verschiedene Waschmitteleigenschaften.

Wasserglas fügt man als Füllstoff bei. Diese Silicate sind starke Alkalien ($p_H > 10$) und nicht, wie KÖLSCH unlängst publizierte, neutral. Sie sollen als Alkali in billigen Waschmitteln die Seifenwirkung ergänzen. Der Plural von Wasserglas ist Wasserglassorten und nicht Wassergläser. Diese Mehrzahl ist bereits „besetzt". Interessant und wertvoll sind die Metaphosphate, die durch Basenaustausch die unlöslichen Calciumseifen in lösliche Verbindungen überführen.

Tylose- und *Alginat*zusätze sind neueren Ursprungs und dienen zur Streckung und Verbesserung der Seifenstücke, ohne therapeutisch in Erscheinung zu treten.

Alkalicarbonate setzt man den Seifen zu, um für spezielle Zwecke die Alkalität zu steigern oder um die teuren Seifen mit billigem Material zu strecken. BUZZI[2] betont bereits die gute Keratolyse durch solche Seifen, die er an Stelle der Sapo viridis und Sapo kalinus empfahl, da mit dem Zusatz von 4% Kaliumcarbonat ähnliche Effekte erreicht werden wie mit den beiden vorgenannten Handelsprodukten, die infolge ihrer stärkeren Alkalität leichter zu Schäden führen.

Der Zusatz von *Glycerin* soll die umstrittene, insbesondere vom Laien aber immer wieder bestätigte hautpflegende Wirkung dieses dreiwertigen Alkohols mit der Reinigungswirkung der Seife gleichzeitig zur Folge haben. SCHRAUTH rät in seinem Buch von derartigen Kombinationen ab, da das Glycerin den Desinfektionswert herabsetzt. Darüber hinaus ist ein einfacher Zusatz von Glycerin nachteilig für die Ökonomie der Seifenverwertung. Glycerinhaltige Seifen nutzen sich weitaus schneller ab, ihr „Abrieb" ist größer. Der hautpflegende Effekt ist wohl nicht beweisbar und auch kaum vorhanden, denn die verdünnten Lösungen, die entstehen können, sind in dieser Hinsicht sicher wertlos.

Marmorpulver, Bimsstein und *Sand* sind mechanische Reinigungsmittel, die die Seifenwirkung ergänzen. Die damit hergestellten Waschmittel sind Kombinationen von rein mechanischen Reibstoffen und Seife.

Feste *Schwimmstoffe* oder *Luft* werden zugesetzt, um „Schwimmseifen" herzustellen. Im letzteren Falle bläst man Luft in die heiße konzentrierte Lösung ein, beim Erstarren werden die Blasen gefangen und verleihen den Seifen so viel Auftrieb, daß sie in Wasser schwimmen.

Elektrolyte, etwa Badesalze, in Seifen einzuarbeiten, ist irrationell; sie kommen kaum zur Wirkung, behindern aber die Schaumkraft.

Ätherische Öle ziehen aus dem wäßrigen Seifenmilieu zu den Hautlipoiden, in denen sie leichter löslich sind. Darauf beruht u. a. die Parfümierung mit ihren Vor- und Nachteilen. Seifen, die einen geringen Zusatz ätherischer Öle enthalten, werden also eine gewisse Wirkung im Sinne des zugesetzten Produktes erwarten lassen (Tymolseifen).

Seifen mit *Vitaminzusätzen* fehlen natürlich nicht, denn die Vitamine sind ja schon in kleinen Dosen wirksam und solche Produkte werbe-

---

[1] REFLE: Fette u. Seifen **48**, 10, 621 (1941).

[2] BUZZI: Beitrag zur Würdigung der medikamentösen Seifen. Dermat. Studien **2**, 6, 509.

technisch leicht zu empfehlen. Wir können hier, da es sich ja wohl meist um öllösliche Substanzen, wie Vitamin D, das „Vitamin" F und allenfalls um Lactoflavin handelt, bei einigem Optimismus eine therapeutische Wirkung zwar nicht erwarten, aber doch erhoffen, sofern die Gewähr besteht, daß die Produkte unzersetzt zur Wirkung kommen. Zu dieser Einstellung, die nicht vollkommen ablehnend ist, verhelfen uns insbesondere amerikanische Arbeiten und die Überlegung, daß sich die genannten Vitamine so verhalten wie Fette und Lipoide, also teilweise doch der Haut zugute kommen und nicht quantitativ im Waschwasser verlorengehen. Hierher gehören wohl auch die Hefeseifen, deren Wirkung aus der Eiweiß- und der Vitaminwirkung zusammengesetzt sein könnte. Man muß allerdings wissen, daß sich die B-Vitamine im alkalischen Milieu zersetzen, und wird in diesem Falle recht skeptisch urteilen müssen.

Medikamentöse Seifen im engeren Sinne stellen verschiedene Firmen, wie Beiersdorf-Hamburg, Jünger & Gebhard-Berlin, Riedel-Berlin, Hageda-Berlin, Bergmann-Waldheim, her. Bevor wir auf ihre einzelnen Bestandteile eingehen, sei die Technik der Applikation geschildert, denn mit dem Waschen der Haut mit derartigen Präparaten allein ist es nicht getan. Sie würden in diesen Fällen nur unterschwellig wirken. Die Anwendung der medikamentösen Seifen kann nach Unna[1] in dreierlei Weise erfolgen:

1. Schwache Form: Die Haut wird mit der Seife gut eingeschäumt und der Schaum nach einigen Minuten mit warmem Wasser wieder abgespült.

2. Mittlere Form: Die Haut wird eingeschäumt und der Schaum nach einigen Minuten mit einem trockenen Tuch wieder abgerieben. Nahezu die Hälfte des Seifenschaumes wird hierbei der Hornschicht einverleibt.

3. Starke Form: Der Schaum wird dick aufgetragen. Man läßt ihn dann auf der Haut eintrocknen.

Für diejenigen Seifen, die nur mechanisch wirken sollen, wie z. B. die Marmorseifen und die Bimssteinseifen, kommt natürlich nur die erstgenannte Form in Betracht. Warmes oder wenigstens laues Wasser ist beim Gebrauch der überfetteten Seifen vorzuziehen.

Die Wirkung der *desinfizierenden Seifen* setzt sich aus derjenigen der Seife und derjenigen des zugesetzten Desinfiziens zusammen. Die beiden Komponenten können sich gegenseitig aufheben, ergänzen, vielleicht sogar potenzieren. Man muß daher mit zweckmäßig und unzweckmäßig zusammengesetzten Handelsprodukten rechnen. Wenn wir uns mit dem Desinfektionswert der Seife selbst beschäftigen, so sehen wir, daß er schon wieder aus zwei Komponenten zusammengesetzt ist. Die eine ist die in vitro meßbare hemmende oder abtötende chemisch bedingte Wirkung auf Bakterien. In vivo, beim Händewaschen z. B., tritt hierzu noch eine wichtige und intensiver zur Geltung kommende physikalisch bedingte Komponente, die Abemulgierung und mechanische Entfernung der Bakterien hinzu.

---

[1] Bloch, L.: Die Praxis der Hautkrankheiten. Unnas Lehren. Berlin: Urban & Schwarzenberg 1908.

Wir haben gesehen, daß die Seifen verschiedener Kettenlängen sich ganz allgemein verschieden halten. Diese Unterschiede kommen auch bei der Desinfektionswirkung zur Geltung. Die Seifen, deren Fettsäuren weniger als 8 C-Atome aufweisen, haben kaum eine desinfizierende Wirkung. Sie beginnt parallel mit der insekticiden, der Reiz- und Netzmittelwirkung, wie neuere Arbeiten zeigten, bei der Capronsäure und steigt bis zur Undecansäure[1]. Die Seifen der Seifenfettsäuren mit 14, 16 und 18 C-Atomen sowie die üblichen Seifen aus Ölen und Fetten desinfizieren wieder schwächer oder gar nicht. Harzseifen sind stark wirksam, obwohl diese Produkte nach EDWARDS[2] von der menschlichen Haut recht gut vertragen werden. Wenn also die Seife von ROBERT KOCH und E. v. BEHRING als Desinfektionsmittel bezeichnet wird, so haben diese Untersucher in den natürlichen Seifen, deren Zusammensetzung ja schwankt (je nach Ursprung), nicht immer optimale, aber doch meist wirksame Komponenten geprüft. Andere Autoren, die STOCKHAUSEN[3] anführt, haben gerade das Gegenteil wie KLARMANN und Mitarbeiter festgestellt; sie finden langkettige Seifen wirksam und halten Harzseifen für wertlos; sie haben offenbar mit ungeeigneteren Seifen gearbeitet, oder sie haben recht und die Amerikaner unrecht. Gegen diese Ansicht sprechen aber verschiedene eigene Beobachtungen, auf die im Rahmen des Buches nicht eingegangen werden kann.

In Kombination mit Desinfizienzien beeinflussen sich die Komponenten, so daß ihre Mischung, ja ihr Mischungsverhältnis in jedem einzelnen Fall überlegt werden muß. Kleine Mengen von Seife verstärken z. B. die Phenolwirkung, große heben sie auf. Die Kresole und Phenole werden durch geringere Seifen- und Sulfonatzusätze aber löslicher und insbesondere dann wirksamer, wenn die Seifen kurzkettig sind. Wird der Seifenzusatz größer als 50% der Kresolmenge, so ist dies für die Desinfektionskraft nachteilig. Carbolseifen in Stückform sind daher unwirksam. KLIEWE und PEUCKERT[4] glauben, daß die Alkalität der Seifen in Desinfektionsmitteln die Haut schädige. Da erst die Seifen mit 16 und 18 C-Atomen, die unschädlichsten Seifen, stark dissoziieren, die stark angreifende Undekansäureseife aber kaum alkalisch ist, kann man ihren Schlüssen nicht beipflichten.

Formaldehydseifenlösungen gehören zu den bekanntesten Desinfektionsmitteln. Diese Präparate, wie das Lysoform, eine Mischung von Formaldehyd- und Kaliseifelösung, sind keine Wasch- und Reinigungsmittel, sondern ausschließlich Desinfektionsmittel, so daß sich eine Diskussion ihrer Zweckmäßigkeit im Rahmen des Buches erübrigt. Stückseifen mit Formaldehydzusatz, die hier besprochen werden müßten, sind nicht haltbar und verlieren in wenigen Wochen ihren Wirkstoffgehalt.

Sublimatseifen sind vollkommen wirkungslos, da das Quecksilbersalz mit der Seife reagiert und wasserunlösliche Seifen entstehen. Ähn-

[1] KLARMANN u. STERNOV: Soap Sanit. Chemikals 17, 1, 23 (1941).
[2] EDWARDS: zit. in Fette u. Seifen 1943, 7, 375.
[3] STOCKHAUSEN: Fette u. Seifen 45, 596 (1938); Seifensieder-Ztg 68, 461 (1941).   [4] KLIEWE u. PEUCKERT: Z. Hyg. 122, 560 (1940).

liche Verhältnisse finden wir bei allen anderen löslichen ionenbildenden Schwermetallsalzen, die mit der Seife reagieren. In solchen Fällen müssen wir zu Stoffen greifen, die mit der Seife keine Bindung eingehen, z. B. zu den Alkalisalzen aromatischer Quecksilbercarbonsäuren und -phenolen. Das bekannteste derartige Produkt ist das Afridol, das Natriumsalz der Oxyquecksilber-o-toluylsäure; es ist in der therapeutisch angewendeten Afridolseife enthalten, ein ähnlicher Körper ist in der Providolseife, die kosmetischen Zwecken dient, eingearbeitet. Nipagin und ähnliche Körper können zugesetzt werden (0,2—0,5%), ferner Chinosol und Chloramin.

„*Sauerstoffseifen*" enthalten durchwegs Perborate und Persalze des Magnesiums, Natriums, Zinks und anderer Metalle. Sie spalten geringe Sauerstoffmengen ab und wirken bleichend und desinfizierend. Die historisch erste dieser Seifen ist die Pernatrolseife (Natriumsuperoxydseife), die MIELCK auf Veranlassung von UNNA herausbrachte. Den Vertrieb hat Beiersdorf übernommen. Die Seife wird bei Acne, Rosacea, Comedonen usw. empfohlen.

Die Zinksuperoxydseife von Fresenius, Homburg v. d. H., wird bei Erosionen und Ekzemen verwendet. Solange sie Sauerstoff abspaltet, wirkt sie durch diese Komponente, im Anschluß als Zinkoxydträger.

Borsäure- und Boraxseifen sind sehr beliebt. Freie Borsäure ist in Seifen nicht haltbar, sie setzt sich zu Boraten um und spaltet Fettsäure ab, so daß wir auch mit ihr Borsalztherapie und nicht Borsäurebehandlung durchführen.

Anion- und kationaktive Seifen heben sich in ihrer Wirkung vollkommen auf. Als Beispiel seien Zephirol und Quartamon genannt, quartäre Ammoniumbasen, die sich als Desinfizienzien gut bewährt haben. Ihre oberflächenwirksamen Gruppen sind positiv geladen, Seife hingegen negativ. Daran scheitern zunächst die Versuche, eine Zephirolseife herzustellen, ja, die noch auf der Hand vorhandenen Seifenreste stören die Zephirolwirkung sehr erheblich, so daß vor der Desinfektion mit quartären Ammoniumbasen die Seifenreste sorgfältig abgespült werden müssen. Ähnlich, wenn auch aus anderen Gründen, unwirksam sind Jodoformseifen und Seifen, die Jodsalze oder das Element enthalten.

Nun zu einigen Seifen mit Medikamentenzusätzen, die neben ihrer spezifischen Wirkung auch eine gewisse Desinfektionskraft besitzen können.

β-Naphthol ist ein mildes Desinfektionsmittel und kräftiges Antiparasiticum, Resorcin und Pyrogallol sind Wirkstoffe. Diese Gruppe von Arzneimitteln wird nicht ob ihrer Desinfektionswirkung gebraucht, als Wirkstoffe können sie in Seifen nur in sehr schwacher Konzentration angewandt werden und sind dann nicht in der Lage, ihre reduzierenden Eigenschaften zu entfalten.

Resorcinseifen (3proz.) mit Teer, Salicylsäure, Schwefel und anderen Zusätzen bringen verschiedene Firmen, wie z. B. A. H. A. Bergmann in den Handel (Baldur-Heilseifen).

Salicylsäureseifen gibt es nicht. Durch Umsetzungen enthalten sie nicht die freie Säure, sondern das durch das Alkali entstehende Natron-, eventuell das Kalisalz. Sie mögen als solche einen gewissen Wert als „übersäuerte" Seifen besitzen. Desinfizienzien oder Keratolytica sind sie nicht.

Teerseifen können sowohl unlösliche Teere als auch deren Sulfonate in Form ihrer Alkalisalze enthalten. Diese letzteren, zu denen auch die Ichthyolseifen gehören, erfreuen sich großer Beliebtheit.

2—10proz. *Schwefelseifen* wirken schwach reduzierend und antiparasitär und sind als Ergänzung der Schwefeltherapie mit Salben, Pudern und Schüttelmixturen brauchbar. SCHRAUTH hält die wasserlöslichen Schwefelpräparate, wie Thiopinol *Matzka*, eine Kombination von ätherischen Ölen der Terpenreihe und Sulfiden, für besonders geeignet. Tigenol kann in Mengen von 5—15% ebenfalls eingearbeitet werden. Neben elementarem kann auch organisch gebundener Schwefel zugefügt werden, so z. B. Mitigal oder Schwefeladditionsprodukte an ungesättigte Fettsäuren. Da Schwefel in verhältnismäßig kleinen Dosen wirksam ist, kann eine therapeutische Beeinflussung der Haut durch die kleinen Mengen, die zur Verfügung stehen, pro Dosi bei 2proz. Seifen etwa 0,004 g, bei 10proz. Seifen 0,02 g erhofft werden, wenn auch diese Mengen nicht voll ausgenützt werden, sondern großenteils in das Waschwasser übergehen.

Seifen mit Schwefelalkalien oder Schwefelwasserstoff, wie die Akremnin-, Eusulfin- und Antibleiseife, werden speziell für Arbeiter, die mit Blei zu tun haben, wie Bleilöter, Schriftsetzer, empfohlen. Nach RAGG[1] und SACHER[2] sind diese Produkte aber nur schlecht haltbar und verlieren rasch die Eigenschaft, Bleisalze und Bleimetall in unlösliche und dunkle, daher sichtbare Sulfide zu verwandeln und so als Indicator, als Warner, zu dienen. Wir möchten dazu noch die Frage aufwerfen, ob es zweckmäßig ist, das Metall in unlöslicher Form niederzuschlagen und nicht als lösliche Verbindungen abzuwaschen ?

UNNA hat Seifen mit Benzoe, Bimsstein, Borsäure, Chininsulfat, Thiosinamin, Kreolin, Dermatol, Eucalyptol, Fetten und vielen anderen Stoffen, ein anderer Autor sogar Tabakseifen gegen Scabies angegeben. Viele derartige Kombinationen sind noch in Verwendung, andere haben der kritischen Prüfung nicht standgehalten und sind verschwunden ?

Die Seife selbst wird als Medikamententräger und Reinigungsmittel wohl in aller Zukunft erhalten bleiben. In ersteren ist die keratolytische Wirkung erwünscht, in letzteren hat sie Vor- und Nachteile, jedoch überwiegen erstere bedeutend. Wenn ein Prospekt eines seifenfreien Reinigungsmittels schreibt: „Seife ist bei weitem nicht so harmlos, wie eine lange Gewöhnung es uns erscheinen läßt. Sie ist chemisch gesehen eine Verbindung von Fett und Lauge und hat die unangenehme Eigenschaft, in Berührung mit Wasser wieder in Fett und Lauge zu zerfallen. Diese Lauge aber frißt die Schutzsäure zwischen den Hornzellen der Haut und frißt den Talg auf den Hornzellen und zersetzt die Hornzellen selbst, und hat damit den ganzen Festungsgürtel zerstört", so wundern wir uns mit diesem säuremantelumflatterten Fana-

---

[1] RAGG: Farbenzeitung **1910**, 2216.
[2] SACHER: Seifensieder-Ztg **1912**, 390.

tiker, daß durch so schreckliche festungsbrechende Waffen die Menschheit noch nicht ausgerottet wurde. Wir müssen dann die Neger vom Sumpfgürtel am oberen Nil, die in Pflanzenasche- (Pottasche-) „Betten" als Mückenschutz schlafen, ob ihrer Resistenz bestaunen, und empfehlen ihm, dort sein saures Waschmittel als Gegengewicht zu verkaufen.

Zusammenfassung. Die Seifen dienen den verschiedensten Zwecken. Stückseifen mit medikamentösen Zusätzen sind Dermatologica, aus denen man sich beim Waschen ex tempore eine mit Luft verdünnte Stearatcreme — einen Seifenschaum, den man entweder abspült oder eintrocknen läßt — herstellt. Alle die uns bekannten Regeln, die für Emulsionen vom Öl-in-Wasser-Typ aufgestellt werden könnten, treffen also auch bei der Anwendung medikamentöser Seifen zu. Eine solche Seife ist alkalisch und wird vorwiegend lokal sowohl auf der geschädigten als auch auf der gesunden Haut wirken. Sie beeinflußt die zu behandelnden Stellen nur so lange, als sie bzw. ihre Bestandteile daran haften. Die Reizmitteleigenschaft der Seifen fördert die Wirkung, die Wanderung eines Medikamentes aus der wäßrigen Lösung zum Lipoid. *Lipoidlöslich sind Seifen nicht.* Beim Eintrocknen ober Abspülen wird die ohnehin schon beinahe homöopathische Verdünnung noch weiterhin vergrößert. Nach dem Abspülen bleiben nur mehr unterschwellige Spuren des zugefügten Wirkstoffes auf und in der Haut zurück. Läßt man den Seifenschaum eintrocknen, so verschwindet das wäßrige Medium, in dem Reaktionen stattfinden sollen, der Schaum geht in eine feste Phase über, so daß die Medikamente, die nicht öllöslich sind, dann unter Umständen nur schwach oder nicht wirken. Wir dürfen von dieser Therapie also nicht allzuviel erwarten, denn die Menge des beim Waschen überhaupt zur Verfügung stehenden eingearbeiteten Medikamentes ist gering. Pro Waschung eines Quadratmeters Haut sind etwa 2 g Toiletteseife nötig. Beim Händewaschen werden etwa 0,2 g Seife verbraucht; doch schwanken diese Zahlen ziemlich stark. Eine Seife, die erst kurz vorher gebraucht wurde und noch feucht ist, verliert bei der gleich darauf folgenden Verwendung mehr, z. B. 0,6 g. Die zur therapeutischen Wirkung kommenden Mengen der zugesetzten Medikamente sind aber auch dann sehr klein, denn 1% von 0,2—0,6 g sind 0,002—0,006 g, eine Menge, von der mehr als 90% in das Waschwasser übergehen und nur der Rest, Teile von Milligrammen, auf der Haut aufziehen. Dort werden sie, mangels jeder Verankerung, von der Umwelt zum großen Teile abgelöst und bleiben schon beim Abtrocknen im Handtuch zurück.

Die Seifen können darüber hinaus als Salbenbestandteile und Emulsionsbildner Bedeutung besitzen. Es sei daher nur in Erinnerung gebracht, daß als Salbenbestandteil meist die Kaliumseifen, Sapo kalinus, gewählt werden, da sie stärker alkalisieren, selbst salbenartig sind und sich leicht einarbeiten lassen. Sie sollen keratolysieren und zugesetzten Medikamenten die Passage durch die Haut erleichtern. Man muß bei ihrer Verwendung immer daran denken, daß die Seifen Salze sind, die mit Säuren reagieren. Ihre Verwendung ist daher beschränkt. Die Natriumseifen sind härter, können aber unter gewissen Bedingungen

Salbenbestandteile werden. Man kann sie so mit Fetten, etwa Schweinefett, unter Glycerinzusatz vermischen und erhält so Sapo unguinosus,
eine Salbe, die gut vertragen wird. Auf dieser Basis wurden z. B. Sapo
cinereum mit 33% Quecksilber und andere Salbenseifen aufgebaut. Die
Aminseifen hingegen, wie die Morpholin- und Triäthanolaminseife, sind
salbenförmige Emulgatoren der Kosmetik, die als therapeutisch wirksame Bestandteile nicht verwendet werden.

Jedes der erwähnten Seifen- und Waschmittel hat Vor- und Nachteile. Seifen sind alkalisch, entfetten aber wenig. Die „hautschonenden"
Waschmittel entfetten und netzen stark, waschen aber im sauren Bereich. Welches Mittel gewählt wird, entscheidet die Indikation bzw.
der Arzt, der auf der Tastatur der Waschmittel zu spielen weiß. Er muß
sich darüber klar sein, daß das Waschen ein außerordentlich kompli-
zierter, aus Lösen, Emulgieren, Netzen, Erweichen, von der Unterlage
Abheben und Tragen zusammengesetzter Vorgang ist, in dem das eine
Mal diese, das andere Mal jene Teilwirkung vorherrscht.

Die zahlreichen Seifen mit medikamentösen Zusätzen sind „medizinische Seifen" im Laiensinn. Das Arzneibuch versteht unter *medizinischer Seife* etwas anderes, nämlich eine gepulverte Natronseife aus
gleichen Teilen Olivenöl und Schweinefett. Sie wird innerlich in Pillen-
form bei Cholelithiasis, als Suppositorienbestandteil und äußerlich zu
Reinigungszwecken verwendet.

Die zweite offizinelle Seife ist *Sapo kalinus*, die aus den Kalisalzen
der ungesättigten und gesättigten Fettsäuren mit 16 und 18 C-Atomen,
Glycerin und Wasser besteht. Sie ist salbenartig schlüpfrig, durch-
scheinend, gelbbraun und soll in Wasser und Weingeist klar löslich sein.
Sie dient zur Maceration der Haut, als Reinigungsmittel und als Salbenbestandteil. Spiritus Saponis Kalini ist eine ex tempore bereitete Lösung
der Kaliseife der Linol- und der Linolensäure in Spiritus. Spiritus saponatus ist eine alkoholische, ex tempore bereitete Lösung von ölsaurem
Kali. Der beste Spiritus saponatus wird nach NEMEDY aus Kokosöl,
Olivenöl oder Ricinusöl hergestellt. Andere Seifen geben einen schlech-
ten Schaum. Wir ersehen auch daraus, daß die gesättigten Seifen mit
12 C-Atomen und die ungesättigten mit 18 C-Atomen etwa gleich gut
abschneiden.

Bei der Beurteilung der Arbeit NEMEDYS ist festzustellen, daß der
Autor die Schaumwirkung als Kriterium wertete. Wir sind uns im
unklaren, ob man das tun darf und ob es nicht besser ist, die Schaumwirkung nur als eines der Symptome zu werten.

Sie sind beide Einreibungs- und Reinigungsmittel und werden im
ersteren Falle meist mit Camphergeist, Chloroform und anderen Haut-
reizmitteln zusammen verschrieben. Diese Mischungen leiten zu den
Linimenten über. Linimente sind dickflüssige Medikamente, die zur
äußerlichen Applikation gedacht sind. Die Definition der Linimente ist
ziemlich weit gezogen, eine einfache Mischung von Öl und Chloroform
wird auch schon als Liniment (L. STOCKES) bezeichnet. Linimentum
saponatum camphoratum, der Opodeldok, ist eine gleichförmige, gelartige

---

[1] NEMEDY: Ber. ungar. pharmaz. Ges. **18**, 253 (1942).

und opalisierende Masse, die bei Körpertemperatur schmilzt und nach
den zugesetzten hautreizenden Komponenten riecht. Das Kropfmittel
Linimentum saponatum cum Kalio jodato sowie Linimentum ammo-
niatum, ein Rheumamittel aus überschüssigem freiem Ammoniak und
Ammoniakseife, seien nur erwähnt. Ihre eingehende Bearbeitung erübrigt
sich, da sie über den Rahmen des Buches hinausgehen würde.

Zinkleim.

Salben sind bei Körpertemperatur weiche, Pflaster der engeren
Definition hingegen harte, erst bei höheren Temperaturen schmelzende,
zur äußerlichen Anwendung gedachte Arzneimittel. In dem Verhalten
gegen Temperaturen ähneln die Zinkleime den Pflastern, denn es sind
bei Zimmer- und Körpertemperatur mehr oder minder feste elastische
Präparate, die als Deck- und Druckmittel verwendet werden. Sie wurden,
wie fast alle Dermatologica, um das Jahr 1880 von UNNA, LEISTIKOW,
SCHÄFFER, BETTMANN u. a. eingeführt. In ihrer Herstellung und Anwendung hat sich nicht mehr viel geändert. Die verschiedenen Arzneibücher führen einen oder mehrere Zinkleime an. Das DAB 6 nennt den
Zinkleim einer Gallerte, definiert ihn als Arzneizubereitung, die bei
Zimmertemperatur elastisch ist und bei gelindem Erwärmen flüssig
wird. Der Zinkleim des DAB 6 besteht aus:

> Zincum oxydat. crud. . . . . 10 Teile
> Glycerin 40   „
> Weißem Leim 15   „
> Wasser 35   „

Das Zinkoxyd wird mit der nötigen Menge Glycerin fein angerieben,
dann mit der heißen Leimlösung, dem übrigen Glycerin und dem Wasser
gemischt.

Das Schweizer Arzneibuch kennt eine harte und eine weiche „Zinkgelatine“. Die harte Zinkgelatine enthält

> Zinkoxyd . . . . 10 Teile
> Glycerin 30   „
> Gelatine 30   „
> Wasser 30   „

und die weiche

> Zinkoxyd . . . . 10 Teile
> Glycerin 25   „
> Gelatine 15   „
> Wasser 50   „

Außerdem enthalten diese Gelatinen 0,1% Methyl-paraoxybenzoeester
als Konservierungsmittel.

Da Glycerin und Gelatine in Kriegszeiten schwer zu erhalten sind
und das Prüfen der Ersatzstoffe nicht jedermanns Sache ist, wurde
schon verschiedentlich die Anregung gegeben, bereits gebrauchte Zinkleime wieder aufs neue zu verwerten. Trotz aller Sterilisiermöglichkeiten
halten wir diese Vorschläge doch für abwegig und der Hygiene nicht
entsprechend.

Zinkleim hat vorwiegend mechanische Funktionen zu erfüllen. Er soll durch Luftabschluß und Verhinderung der Reibung juckstillend wirken, die Venendilatation durch Druck in Schranken halten. Hierdurch und durch die Auswirkungen des Stützverbandes bessert er Gehbeschwerden, verhindert Schwellungen durch Stauungen (Stauungsekzeme an den Beinen) und wird zu einem wichtigen Medikament.

Die Gelatine können wir in den Gallerten bisher noch nicht ersetzen. Pektine, Tylosen, Alginate (Schleim aus Meeresalgen) und synthetische Polymere geben zwar entsprechende Gallerten, die aber nicht schmelzen. Glycerin kann durch zahlreiche Austauschstoffe substituiert werden. So ist Glycerogen brauchbar, ferner verschiedene Glykole, Glykolester und Glykolpolymere, Pentaerythrit und vielleicht auch Formamid. Unbrauchbar sind alle Hautreizstoffe und anorganischen Produkte. Es hat keinen Zweck, hier an dieser Stelle eine Liste der brauchbaren und der ungeeigneten Stoffe zusammenzustellen, denn im Bedarfsfalle stehen diese Produkte der Liste ja doch nicht zur Verfügung, sondern ein „Ersatz", dessen Konstitution und Ursprung nur in den seltensten Fällen bekannt ist. Man kommt um das Erproben also nicht herum. Bei unseren Versuchen haben wir jeweils einen Knöchelverband mit DAB 6-Zinkleim und dem Ersatzprodukt gemacht und ließen die Versuchsperson einen Tag lang damit herumgehen. Am Abend wurden beide Zinkleime untersucht; die Biegeresistenz, die eventuell aufgetretenen Risse und Verwerfungen, die bei der scharfen Probe auftreten, waren ein Maßstab für die Brauchbarkeit, vorausgesetzt, daß der Glycerinaustauschstoff etwa gleiche Viscosität und Hygroskopizität besitzt. Weicht der Austauschstoff in diesen Eigenschaften wesentlich ab und kann auch durch Wasserzusatz oder durch Beifügung von Verdickungsmitteln, insbesondere durch Vermehrung des Gelatinezusatzes nicht geändert werden, so ist seine Verwertbarkeit schlecht zu beurteilen.

Zinkleim kühlt anfangs durch Verdunstung des Wassers, anschließend durch Kompressionsanämie. Man kann ihn nach dem DAB 6 in jeder Apotheke herstellen lassen oder die fertigen Präparate von Beiersdorf bzw. Helfenberg (auch mit 12,5% Ichthyol) verordnen. Nach WINTERNITZ[1] wird dem Zinkleim eventuell Salicyl, Ichthyol und Schwefel zugesetzt, jedoch ist hier Vorsicht bei empfindlicher Haut angezeigt. Tannin-, Resorcin- und Pyrogallolbeifügungen müssen selbstverständlich unterbleiben, da sie die Gelatine fällen.

Unter den tagelang liegenden Zinkleimen können nur trockene, chronische Dermatosen und reine granulierende Geschwüre gebessert werden. Die torpiden müssen durch ein Fenster der Behandlung zugänglich bleiben. Bei Verdacht auf Artefakte ist der Zinkleim in manchen Fällen besonders geeignet, um weitere Schädigungen auszuschließen, ebenso zum Schutz der Unterschenkel gegen Druck und Stoß, z. B. bei Müttern mit Stauungsulcerationen, die bei Wartung ihrer Kleinkinder den Zinkleimverband als „Stoßschutz" oft angenehm empfinden.

Die Industrie hat neben den fertigen Zinkleimen auch gebrauchsfertige, mit Zinkleim imprägnierte Verbände herausgebracht. Derartige

---

[1] WINTERNITZ: Handbuch der Haut- und Geschlechtskrankheiten.

Erzeugnisse sind die Klebro-, Varicosan- und Glaucobinden sowie Colligamina Helfenberg.

Die nahe Verwandtschaft zwischen Zinkleim und Firnissen (Gelantum) wird bei Überprüfung der Zusammensetzung offenbar. Weitere Parallelen weisen die Leimstifte, das sind gegossene Stifte aus Leim, Glycerin und Wirkstoffen, auf. In diesen Mitteln, die als *Glutektone* beschrieben werden, haben wir harte Zinkleime vor uns. Um sie zur Wirkung zu bringen, feuchtet man die zu behandelnde Stelle an und reibt sie dann mit dem Stift ein.

Pflaster, Pflastermulle, Salbenmulle, gestrichene Pflaster.

Aus den Definitionen der Salben, Pasten und Pflaster geht die nahe Verwandtschaft dieser Dermatologica eindeutig hervor. Salben sind zum äußeren Gebrauch bestimmte Arzneizubereitungen, die bei Zimmertemperatur streichbar sind und meist beim Erwärmen schmelzen.

Pasten sind Salben mit größeren Mengen fester Bestandteile. Pflaster sind bei Zimmertemperatur feste, beim Erwärmen erweichende, aber nicht schmelzende, gleichfalls zum äußeren Gebrauch bestimmte Arzneizubereitungen, die nach DAB 6 aus den Bleisalzen der in Fetten und Ölen vorkommenden Säuren aus Fett, Öl, Wachs, Harz und Terpentin oder aus Mischungen einzelner dieser Teile bestehen. Es sind auf Leinwand gestrichene, in Tafeln oder in Stangen gegossene feste, klebrige Massen. Das Arzneibuch führt nicht weniger als 11 Pflaster an, legt also dieser Arzneiform, die früher viel mehr gebraucht wurde, auch jetzt noch Bedeutung bei. Es zählt das Emplastrum adhaesivum auf, zwei Cantharidenpflaster für die Human- und ein weiteres für die Veterinärmedizin. 7 Pflaster enthalten Bleisalze, die anderen sind bleifrei. Die Seifenpflaster, Salicylseifenpflaster und Quecksilberpflaster sind die bekanntesten heute noch verwendeten Präparate dieser Arzneigruppe. Die Pflaster wirken ganz allgemein den Salben sehr ähnlich und sind in der Lage, leicht durch die Haut dringende Substanzen zur Resorption und zur lokalen Wirkung zu bringen. Resorbiert werden daraus Salicylsäure und Quecksilber, ätherische Öle, lokal wirkt Cantharidin. Bleiresorption ist wie auch bei den Salben nicht zu befürchten. Wasserlösliche Körper sind in Pflastern so gut wie unwirksam. Borsäure, lösliche Aluminium- und sonstige Salze sind daher selten Pflasterbestandteile, denn nur auf geschädigter Haut ist ein Effekt zu erwarten.

Die älteste Form der Pflaster ist die der Stangen, die vor Gebrauch erweicht und auf Leinwand aufgestrichen werden. In vielen Fällen macht die große Härte der Stangen Schwierigkeiten, der Apotheker kann sie durch Zusatz von 10% Wollfett herabsetzen, er erreicht dadurch zusätzlich eine erhöhte Klebkraft.

Salben, Pasten und Pflaster werden vielfach, wie erwähnt, auf Stoffe aufgestrichen angewandt. Es lag daher der Gedanke nahe, diese Arzneimittel fertig auf geeigneten Unterlagen aufgestrichen in den Handel zu bringen. So entstanden die verschiedenen Sorten von Salben- und Pflastermullen, die UNNA[1] einführte und JANOVSKY[2] angelegentlich empfahl. Man wollte mit diesen Medikamententrägern Luft und mechanische Schäden abhalten und die Wirkstoffe an die Haut heranbringen.

Die erste dieser Arzneimittelgruppen sind die Salbenmulle. Sie bestehen aus einem engmaschigen Mullgerüst, das mit Salbenmasse und verschiedenen medikamentösen Zusätzen vollständig durchtränkt ist. Die Salbenmulle sind eine geeignete Form zur Behandlung kompliziert gefalteter Hautflächen am Ohr, an der Nase, an Fingern, Zehen und Genitalien, an Stellen also, wo mit schmelzenden Salben schwer zu arbeiten ist. Ein Stück Salbenmull wird auf die Haut gelegt, mit den Fingern angedrückt und glattgestrichen, so daß es wie eine Salbe deckt und wie ein Pflaster haftet.

Beiersdorf, Hamburg, eine Firma, deren Begründer mit UNNA zusammen arbeitete, bringt auch heute diese Mulle noch in den Handel. Zinkoxyd, Borsäure, Carbol, Diachylon, Ichthyol und andere Pflastermulle werden geliefert. Ihr Wirkstoffgehalt ist in Gramm und Prozenten angegeben, damit sich der Arzt über beides ein Bild machen kann. Literatur über ihre Anwendung stammt von den obengenannten Verfassern und von JADASSON[3], DREUW[4] und ARNING[5].

Wir haben schon erwähnt, daß zwischen Salben und Pflastern Übergänge vorhanden sind. Dazu gehören die mit benzoiniertem Hammeltalg versteiften Salben, wie die WILKINSONsche und die HEBRA-Salbe, die auf ungestärkten Mull aufgetragen wurden. Diese Produkte leiten zu den gestrichenen Pflastern über, die Salbenstifte und Pastenstifte zu den ungestrichenen Pflastern. Solche Salbenstifte erhält man z. B.:

Rp. Acid. stearinic.	20,10		Ol. Cacao	10,0
Cera fl.	40,0	oder	Paraff. sol.	2,0
Ol. oliv.	35,0		Ol. oliv.	10,0
Colophonii	5,0		Chrysarobini	6,0

Pastenstifte, die ebenfalls UNNA einführte, haben z. B. folgende Zusammensetzung:

Rp. Acid. salicyl.	10
Tragacantae	5
Amyli	30
Dextrini	35
Saccari albi	20

Der Vollständigkeit wegen seien hier die zur Schleimhautbehandlung verwandten Styli wie die Choleval oder Protargolstäbchen erwähnt, Präparate, die prinzipiell auch Pastenstifte darstellen, andererseits aber zu den internen Mitteln, den Suppositorien und Globuli überleiten.

Pflastereigenschaften haben die medikamentösen *Tricoplaste*, auf Trikot gestrichene Pflaster. Die Grundmasse enthält keinen Kautschuk,

---

[1] UNNA: Berl. klin. Wschr. **1880**, 35; **1881**, 27; **1887**, 27.
[2] JANOVSKY: Wschr. f. prakt. Dermat. **III**, 209 (1884).
[3] JADASSON: Z. prakt. Ärzte **1897**, Aprilheft.
[4] DREUW: Münch. med. Wschr. **1904**, 20.
[5] ARNING: Wschr. f. prakt. Dermat. **1901**, 7.

sondern besteht aus Bleipflaster. Da auf Grund dieser Bestandteile die Klebkraft gering ist, müssen die medikamentösen Tricoplaste vor dem Auflegen erwärmt und an besonders viel bewegten Stellen, wie am Hals und an den Gelenken, mit einem Gummipflaster befestigt werden.

Eine andere Form, die *Guttaplaste*, sind medikamentöse Pflaster auf einem luftundurchlässigen Guttaperchamull. Durch An- und Rückstauung des Hautdunstes durch die impermeable Schicht und die dadurch bedingte Hautmazeration wird eine gute Tiefenwirkung des Arzneistoffes erreicht. Der Arzneistoff ist in der Pflastermasse auf das feinste verteilt, die Pflastermasse selbst enthält nur gerade so viel Kautschukklebemasse, wie notwendig ist, damit das Pflaster auf der Haut gut haftet. Einführende Arbeiten schrieb UNNA[1].

Ein Guttaplast hat nicht die Aufgabe, eine ganz zähe Klebkraft zu entwickeln, wie etwa ein Gummipflaster; sein Zweck ist, Arzneistoffe zu möglichst großer Tiefenwirkung zu bringen. Die Guttaplaste lassen sich leicht von der Haut ablösen. Reste der Pflastermasse können mit Benzin oder Äther entfernt werden. Es gibt Guttaplaste mit Salicylsäure, Seife, Carbol, Lebertran, Resorcin, arseniger Säure, Acidolpepsin, Pyrogallol, Chrysarobin u. a.

Der Gehalt an Arzneistoffen ist bei den Guttaplasten — im Gegensatz zu den auf Stoff gestrichenen medikamentösen Kautschukpflastern — nicht in Prozenten, sondern in Grammen angegeben, die auf einer Rolle von 1 m × 20 cm gleichmäßig verteilt sind. Nur hierdurch wird dem Arzt die Möglichkeit gegeben, genau zu berechnen, wieviel Arzneistoff auf einer bestimmten Hautfläche zur Wirkung kommt.

Eine besondere Fabrikationsmethode gestattet es, Guttaplaste bereits bei Bestellung von 1 m ab in jeder gewünschten Arzneikombination und -konzentration herzustellen. Daher ermöglichen die Guttaplaste, Rezepte nach eigenem Ermessen zusammenzustellen. Handelt es sich z. B. um einen Psoriatiker, der die Salbenbehandlung nicht verträgt, so verschreibt man beispielsweise:

<pre>
1 Meter Guttaplast mit Acid. salicylic.   5,0
                      Chrysarobin   10,0
                      Ol. Rusci   10,0
                      Sapo medic.   12,5
</pre>

oder eine Kombination, die für den besonderen Fall angezeigt erscheint. Man muß also bei dieser Rezeptur berücksichtigen, daß man die Wirkstoffe auf 20 cm² verteilt und darf, um Versager zu vermeiden, nicht zu nieder dosieren. Die Dosis von 10 g Chrysarobin erscheint im obigen Rezept sehr hoch, bei Berücksichtigung der Ausdehnung des Pflasters ist sie aber normal.

Ihrem Rezepturcharakter entsprechend ist die Lagerungsfähigkeit der Guttaplaste nicht so groß wie die der verschiedenen anderen Pflasterarten. Es empfiehlt sich daher, die Guttaplaste stets für den Gebrauch frisch anfertigen zu lassen, jedenfalls nicht mehr davon auf Lager zu nehmen als voraussichtlich innerhalb eines Jahres verbraucht wird.

---

[1] UNNA: Wschr. f. prakt. Dermat. 1882, 32.

Die Emplastra wurden in den letzten Jahrzehnten von den Collemplastren weit überflügelt. Vorher haben vorübergehend auch die *Taffetas*, „englische Pflaster", für kleine Verletzungen Bedeutung gehabt. Dies war ein Gewebe, das mit einer wasserlöslichen Masse aus Hausenblase, Honig, Benzoe und Perubalsam bestrichen und getrocknet war. Man riß, entlang einer Perforation, ein geeignetes Stück ab, befeuchtete es und hatte nun einen dicht schließenden, Verunreinigungen abhaltenden Verband.

Die Einführung der *Collemplastra* besorgte UNNA[1]. Collemplastra (Heftpflaster) bestehen meist aus gutem, nicht vulkanisiertem Kautschuk, Guttapercha oder einem modernen Ersatzmittel, den Harzen Elemi, Galbanum, Ammoniacum, Dammar und Kolophonium sowie Zinkoxyd, Stärke und Wollfett; sie kommen in genormten Packungen in den Handel und kleben bereits in der Kälte.

Der Gummi und die Harze werden in Benzin oder Petroläther, nicht aber in Benzol getrennt gelöst und zuerst letzterer und hierauf die Gummilösung einer Salbe aus den übrigen Bestandteilen zugefügt. Das Aufstreichen auf fleischfarbiges Baumwollgewebe besorgen eigens konstruierte Maschinen, deren wichtigste Typen in HAGERS Handbuch der pharmazeutischen Praxis beschrieben werden. Der Stoff, auf den die Masse aufgestrichen wird, kann undurchlässig sein oder durch Lochung luftdurchlässig gemacht werden. Da die Klebemasse aber undurchlässig bleibt und sehr fest haftet, so ist der Wert der Lochung nicht allzu hoch. Man hat daher den Versuch gemacht, die Stellen, die Luft durchlassen sollen, nicht mit der Klebemasse zu bestreichen, und auf diese Weise eine gewisse Ventilation erreicht. Besondere Feinheiten, wie „querelastische" Webart, ermöglichen in manchen Fällen Vorteile.

Ein Collemplastrum soll fest und bei Körpertemperatur optimal kleben, sich aber mit möglichst geringem Rückstand von der Haut lösen, temperaturunempfindlich und mindestens 5 Jahre haltbar sein. Diese sehr hohen Anforderungen erfüllen heute sowohl die Collemplastra, die Naturstoffe, und auch diejenigen, die Kunstharze und Opanole enthalten. Ihre Herstellungsverfahren werden von den Erzeugern, wie Beiersdorf, Blank, Hartmann, Helfenberg, Lohmann geheim gehalten. Von der Militärpharmazie abgesehen beschäftigen sich kaum andere Stellen, die zu publizieren pflegen mit dem Pflasterproblem. Kein Wunder, daß in den letzten Jahrzehnten außer der kurzen zusammenfassenden Darstellung im kosmetischen Lexikon[2] überhaupt keine Literatur darüber entstanden ist, obwohl die Fortschritte gerade hier sehr bedeutend sind.

Eine etwas abgewandelte weniger klebrige Form der Collemplastra ist heute der Träger vieler Medikamente, wie Quecksilber, Canthariden, Salicylsäure; sie haben auch hier die Emplastra vielfach verdrängt. Diese Präparate sind so weit entwickelt worden, daß heute ein Cantharidincollemplastrum so schwach klebt, daß es ohne Gefährdung der Blase abgezogen werden kann.

---

[1] UNNA: Wschr. f. prakt. Dermat. **1899**, 10.

[2] Lexikon der Kosmetischen Praxis. Wien: Springer 1936.

Eine besondere Form der Collemplastra sind auch die Tricoplaste, die ARNING[1] empfahl. Aus ihnen entwickelten sich die elastischen Verbände Hansaplast, Blancoplast usw.

Ein vollkommen reizloses Collemplastrum wird es nie geben, nicht nur, weil verschiedene Stoffe wie Zinkoxyd, Gummi, Harze vorhanden sind, Substanzen, die jede für sich Idiosynkrasien verursachen können, sondern auch wegen des Komplexes Pflaster selbst. Schon Salben reizen zuweilen, und wieviel mehr derartig viscose, abschließende Mischungen! Reizungen zu verhindern wird also auch in Zukunft nicht so sehr die Sache des Herstellers wie die der Indikationsstellung des Arztes sein. Nach LEGGE[2] kann man, seinen Vorversuchen zufolge, in etwa 40% der Fälle Irritationen verhindern, wenn man Merthiolate in Acetonalkohol auf die Stellen, die mit dem Pflaster in Kontakt kommen, prophylaktisch aufstreicht.

Die gewöhnlichen medikamentösen Kautschukpflaster unterscheiden sich vom Leukoplast und den sonstigen „Pflastern" äußerlich meist dadurch, daß sie auf weiße Stoffe gestrichen sind und an Stelle des Zinkoxyds einen bestimmten Prozentsatz an anderen wirksamen Arzneimitteln enthalten. Unter diesen sind besonders die Capsicumpflaster (Capsiplast) gegen Rheumatismus, Hexenschuß usw., die Salicylsäurepflaster (Hühneraugenpflaster) und die Quecksilberpflaster (Furunkelpflaster) zu nennen.

Nimmt man an Stelle von wasseraufsaugenden Geweben unbenetzbare Folien aus Kunststoffen oder mit Kunstharzen imprägnierte Gewebe, so erhält man „wasserfeste" Collemplastra wie das Leukoplast wasserfest.

Die Fabrikation der Kautschukpflaster ist der Apparaturen und der großen Räume, die nötig sind, wegen nur in Spezialanlagen durchzuführen. Man darf nicht vergessen, daß zum Streichen gleichmäßig dicker Kautschukpflaster komplizierte Maschinen, zum Wegdunsten des Lösungsmittels eigene große Räume nötig sind. Darüber hinaus gehört zur Fabrikation große Erfahrung. Der Kautschuk z. B. darf in gereinigtem und präpariertem Zustand keine klebenden Eigenschaften besitzen, denn er soll seine Klebkraft erst in Verbindung mit den Harzen erhalten. Die Harze unterstützen die Wirkung also nur, ihr Zusatz darf daher nicht so groß werden wie der des Kautschuks. Das Wollfett bestimmter Viscosität hat den Zweck, dem Pflaster eine schnelle Haftfestigkeit zu erteilen. Auch von ihm darf man nicht zu hohe Zusätze zugeben, da man sonst schmierige Produkte erhält.

Beim Umschalten von den Naturstoffen zu Syntheseprodukten sind eine große Menge von Erfahrungen vollständig neu zu gewinnen. Die neuen Stoffe haben ganz andere Lösungsbedingungen, neue Konstanten und andere Klebkraft, so daß es jahrelanger Versuche bedurfte, um den Naturprodukten gleichwertige und jetzt sogar zum Teil überlegene Pflaster herzustellen.

---

[1] ARNING: Wschr. f. prakt. Dermat. **1901**, 7, 313.
[2] LEGGE: J. amer. med. Assoc. **117**, 1783 (1941).

Als Austauschstoff für die Kautschukkomponente werden nicht Buna, sondern allgemein Oppanole verwendet. Die Oppanole sind hochmolekulare Kohlenwasserstoffe, chemisch gesehen Isobutylenpolymerisate, die, je nach dem Polymerisationsgrad, dickflüssig honigartig, klebrig oder gummiartig fest sind. Das meist verwendete Oppanol B 50 besitzt ein Molekulargewicht von etwa 50000 und wird in den neuen Streichmassen zusammen mit Igevinen, den Austauschstoffen der Harze, verwendet. Oppanolfilme sind wesentlich alterungsbeständiger als Kautschukfilme und übertreffen diese auch in ihrer Licht- und Oxydationsunempfindlichkeit, so daß damit hergestellte Pflaster wesentlich tropenfester sind.

Die Igevine sind ebenfalls Polymerisationsprodukte, deren Konsistenz vom Polymerisationsgrad abhängt. Es gibt ölige, weichharzartige und solche Igevine, die Hartharzcharakter besitzen. Sowohl die Oppanole wie auch die in Frage kommenden Igevine sind klinisch weitgehend geprüft und wurden für unbedenklich befunden (PETZ[1]).

Die alten Pflaster, Präparate, die ursprünglich diesen Namen allein führten, die *Emplastra* der Arzneibücher, sind Arzneizubereitungen, die, wie schon erwähnt, bei Zimmertemperatur erweichen und meist in Form von Pflasterlappen appliziert werden. Sie sind zum Teil mit Salben verdünnbar. Es scheint sich bei diesen Mischungen, die z. B. als Ungt. Diachylon Bedeutung besitzen, nicht um Lösungen, sondern um Suspensionen der Bleiseife im fetten Medium zu handeln. Diese Suspensionen gelingen bisweilen nur unter Zuhilfenahme von Kunstgriffen, zu denen insbesondere das Zufügen von Wasser gehört. Die Bleiseife, die nur absolut trocken haltbar ist und deshalb von Fabriken völlig wasserfrei geliefert wird, muß mit 3% Wasser geschmolzen werden, wenn sie in Vaselin oder Fett leicht verteilbar sein soll.

Blei und Quecksilberseifen sind, wiewohl wasserunslöslich, doch echte Seifen im weiteren Sinne der Definition (siehe Bd. II, S. 76). Die Nomenklatur des ganzen Gebietes wird dadurch ganz wesentlich erschwert.

Anhangsweise seien noch die **medikamentösen Papiere** wie die Charta sinapisata angeführt, Papiere, die mit Klebstoff bestrichen und mit Senfpulver bestreut und dann getrocknet werden. Als Klebstoff eignet sich nach LEHMANN[2] Kautschuk in Benzol (1 : 40) oder Kolophoniumkautschuk in Benzol (1 : 4 : 100). Das Senfpulver muß im Perkolator mit Benzin entfettet werden. Man rechnet etwa 3 g Drogenpulver auf 100 cm² Papierfläche.

---

[1] PETZ: Kunststoffe **1942**, 2, 49.
[2] LEHMANN: Schweiz. Apoth.-Ztg **78**, 701 (1940).

Die Aufgaben der Arbeitsschutzsalben.

Von R. JÄGER

Institut für Kolloidforschung, Frankfurt a. M.

Mit 7 Abbildungen.

Die Salben, die bisher im Arbeitsschutz verwendet wurden, kamen meist aus der Kosmetik, oder es waren Heilsalben. Beide Gruppen können aber im Betrieb nicht genügen, denn beide sind nicht unter Berücksichtigung der Arbeitsumgebung aufgebaut worden. So kamen auch in diesen Aufgabenkreis Fragestellungen hinein, die zu Scheinproblemen führen mußten. Die einen warteten auf das „schöne Elixier", das, irgendwie auf die Haut geschmiert, nun „gegen alle Stoffe" schützen soll, und die anderen forderten für jeden einzelnen Arbeitsstoff ein eigenes Schutzmittel mit der Begründung, daß jeder Stoff andere Schäden auslöse. Beide Gruppen haben zwei gemeinsame Punkte. Der erste ist die gemeinsame Untätigkeit. Die einen warten gespannt oder geduldig darauf, daß jemand das schöne Elixier finden möge, das alle Hautschäden verhütet, und die anderen haben ihre Frage von vornherein so gestellt, daß sie von der unübersehbaren Menge der Arbeitsstoffe, für die sie jeweils einen eigenen Schutz fordern, erdrückt werden, ehe sie mit der Arbeit beginnen können. Ihre Hoffnungslosigkeit, das Problem überhaupt jemals zu lösen, wird dadurch noch vermehrt, daß immer neue Arbeitsstoffe und Arbeitsplätze kommen, die den Horizont der Wüste, die kolonisiert werden soll, in immer weitere Fernen hinausschieben. Beiden Problemstellungen gemeinsam ist neben der Untätigkeit, zu der sie führen müssen, die Tatsache, daß in ihren Voraussetzungen die Haut fast vollständig fehlt. Kommt die Haut wirklich einmal in den Voraussetzungen vor, dann spielt sie dort nur die Rolle eines fest Gegebenen, eines Unabänderlichen, eines Trägers des Arbeitsschutzmittels, nicht aber eines lebendigen und verwickelten Organs, das mit der Arbeitsumgebung in inniger Berührung steht und dessen Struktur und Funktionen für seine Beziehungen zur Umwelt viel wichtiger sind, als die Arbeitsschutzmittel jemals es werden können. Kehren wir unsere Fragestellung diesen brennenden Problemen gegenüber um, und nehmen wir uns vor, nicht mehr „unsichtbare Schutzhandschuhe" gegen Arbeitsstoffe zu suchen oder andere Mittel „gegen die Einflüsse der Umgebung", sondern vielmehr Struktur und Funktion der Haut so zu erhalten und zu stärken, daß im verwickelten Herüber und Hinüber zwischen Haut und Umwelt die Haut dank ihrer Funktionstüchtigkeit standhält, so gewinnen wir einen festen Boden für die experimentelle Lösung der Fragen.

Die unermüdliche Arbeit nach solchen Voraussetzungen wird uns
Bausteine liefern, mit denen wir planmäßig und wirklich praktisch handeln können. Einen Verlust bringt allerdings diese Art der Bearbeitung
mit sich. Wir verlieren damit jede Hoffnung auf die elegante Patent-
lösung und sind vorerst der Arbeit ausgeliefert.

Gestalt und Funktion der Haut.

Die Haut vermittelt uns die immerwährende innige Berührung mit
der Umwelt. Hier interessieren uns besonders die verwickelten Beziehungen, die bestehen zwischen der Arbeitshaut und der Arbeitsumgebung. Eine scharfe Grenze, die entscheidet: hier ist die Haut und
dort ist Arbeitsumgebung, läßt sich nicht ziehen. Beide greifen innig
ineinander und stellen ein einziges geschlossenes untrennbares System
dar, das Haut-Umwelt-System.

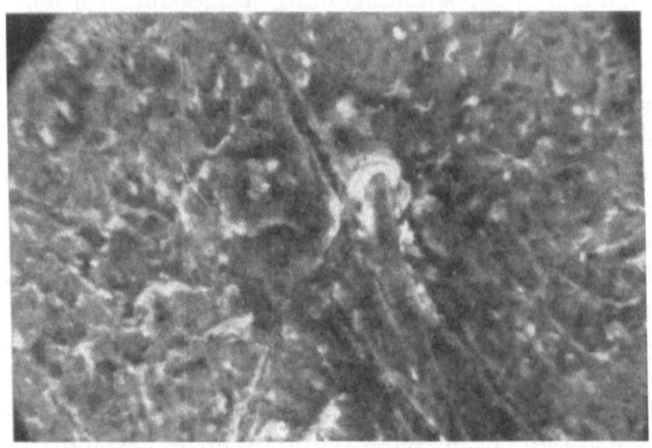

Abb. 1. Glatte Haut, Schmutz ist in der Haaraustrittsöffnung gespeichert.

Die äußerste verhornte Schicht der Haut ist ein geschichtetes
Plattenepithel. Diese Hornschicht besteht aus umgewandelten und
abgestorbenen, ehemals lebenden Zellen, die als einzelne zusammenhängende Lagen übereinanderliegen. In tieferen Schichten der Haut
wandeln sich Zellen allmählich in Horngebilde um. Die äußerste Schicht
dieser Horngebilde schilfert in Form kleiner Schüppchen ständig ab,
von den tieferen Schichten her rücken neue Lagen solcher Horngebilde nach, so daß immerwährend ein „Strom von Horn" von innen
nach außen fließt. In tieferen Schichten entstehen Zellen, bilden sich
um, flachen mehr und mehr ab, wandern allmählich an die Stelle der
äußersten, immerwährend abschilfernden Schicht. Während dieser Wanderung des Hornstromes an die Oberfläche sind die Horngebilde keine
lebenden Zellen mehr. Man kann sie als „geformtes Sekret" auffassen
(BIEDERMANN, PETERSEN). Aber auch an der Oberfläche hat der Horn-
strom kein bestimmtes Ende. Feine Schüppchen der obersten Schicht
schilfern ab, werden so selber zu Schmutz oder vermischen sich mit der
fettigen Bedeckung der Haut, oder sie gehen beim Waschen ab und

bleiben an den Körpern hängen, die wir berühren. Unter der obersten
abschilfernden Lage der Hornschüppchen liegen bei der gesunden, an-
passungsfähigen Haut immer wieder neue zusammenhängende Hornschichten bereit. Die einzelnen Hornschüppchen, wie auch die über-
einanderliegenden Schichten, sind mit Hautfett durchtränkt und von
Hautfett umschlossen. So gleiten sie, den Blättern einer breiten Blatt-
feder vergleichbar, übereinander hin. Das Abschilfern erfolgt in der
obersten Schicht, etwa so, als ob man von einem Papierstoß immer das
oberste Blatt abhebt und unten ein neues zugibt. Bei der gesunden
Haut erfolgt das Abschilfern immer parallel zur Hautoberfläche.

Ganz anders bei der „rauhen Haut". Bei ihr schilfert nicht nur ein
oberstes Häutchen ab, unter dem dann weitere Hornlagen bereitliegen,
sondern bei der rauhen Haut laufen Tiefenrisse durch viele Schichten
hinunter. An den Rändern der Risse biegen sich die einzelnen Horn-

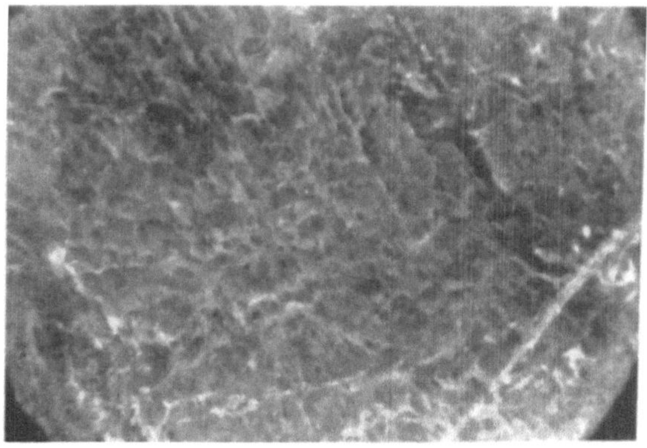

Abb. 2. Glatte Haut.

lagen auf, und es entstehen feine V-förmige Räumchen, wie sie entstehen
zwischen den einzelnen Papierblättern eines zum Teil aufgeschlagenen
Buches. Nun schilfert nicht ein oberstes Häutchen oder eine oberste
Schuppenlage ab, sondern viel gröbere, zusammengeklebte, durch mehrere
Lagen reichende Hautteilchen werden abgestoßen. Ein geschlossenes
Oberflächenhäutchen (PETERSEN) ist gar nicht mehr vorhanden. Viele
Lagen scheinen verklebt zu sein und gehen als dickes, aber in seiner
Grundflächenausdehnung kleines Hautstück ab. Dieses grundverschie-
dene Verhalten der beiden Hauttypen beim Abschilfern bringt nun einige
ganz wesentliche Unterschiede der Hautumweltsysteme beider Typen
mit sich. Die glatte, geschlossene Haut bietet ihrer Umwelt, ihrer Arbeitsumgebung eine gleichbleibende Grenzfläche dar. Da das Abschilfern nur von der obersten Schicht aus erfolgt, finden der Schmutz
und andere Teile der Arbeitsumgebung keine Speicher. Schmutz, der
an der obersten Schicht haftet, wird mit ihr bald abgestoßen. In tiefere
Schichten kommt kein Schmutz. Die Selbstreinigung einer solchen
glatten Haut erfolgt in wenigen Tagen.

In der rauhen Haut findet aber der Schmutz Speicher in den V-förmigen Räumchen. In diesen feinen Räumchen bleibt Schmutz gespeichert und verwahrt gegen den Angriff, der beim Waschen auf ihn gemacht wird[1]. Da das Abschilfern bei der rauhen Haut gar nicht mehr nur vom Oberhäutchen aus erfolgt, dauert das Abstoßen des Schmutzes durch Selbstreinigung wesentlich länger, nämlich 2—3 Wochen. Durch Waschmittel ist der Schmutz aus den V-Räumchen nicht zu entfernen, weil in diesen kleinen Räumchen gar keine Strömung mehr möglich ist und meist auch von der Luft, die in den Räumchen sitzt, dem Waschmittel der Weg versperrt wird. Nun ist es aber gar nicht gleichgültig, ob ein hautreizender Stoff aus der Arbeitsumgebung nur während der Arbeitszeit einwirken kann und dann von der glatten, waschbaren Haut

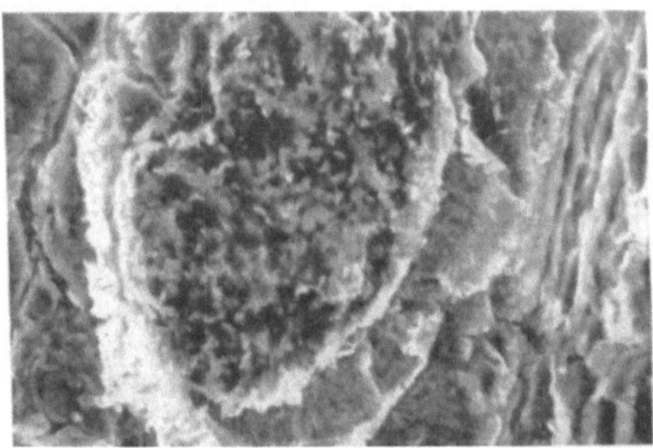

Abb. 3. Rauhe Haut mit V-Räumchen. Selbstreinigungszeit 2—3 Wochen.

abgewaschen wird oder ob ein solcher Stoff in der rauhen, nichtwaschbaren Haut gespeichert wird. Wird ein Arbeitsstoff gespeichert, so berührt er die Haut ständig. Neue Speicher werden in dem Maße gebildet, wie alte durch Abstoßen verschwinden, und die Haut ist immerwährend beladen mit den Stoffen, vor denen sie bewahrt werden soll. Aber die rauhe Haut ist nicht nur mit diesen Stoffen beladen, etwa so, wie die ungewaschene, glatte Haut beladen ist. Bei der rauhen Haut liegt der Schmutz auch an einem ganz anderen histologischen Ort. Das Haut-Umwelt-System hat sich verschoben, seine Grenze ist nach innen gerückt. Andere histologische Stellen der Haut werden unmittelbar berührt, histologische Orte, die gar nicht dazu bestimmt sind, mit der Umgebung in Berührung zu kommen. Arbeitet der Träger einer glatten Haut mit dem einer rauhen Haut unter den gleichen Bedingungen am gleichen Arbeitsplatz, so sehen doch die Haut-Umwelt-Systeme der beiden ganz verschieden aus. Der eine berührt seine Arbeitsumgebung nur während der Arbeitszeit, er kann sogar dazwischen beliebige Pausen einlegen, indem er sich wäscht. Der andere nimmt, in seinen V-Räumchen gespeichert, den Schmutz, also seine Arbeitsumgebung, mit nach

---

[1] JÄGER, R. und F.: Hippokrates **1937**, 449.

Hause. Er berührt sie ständig und ohne Unterbrechung. Und er berührt sie an empfindlicheren histologischen Orten. Aber nicht nur nach der Tiefe breitet sich der Schmutz weiter aus, wenn ihm V-Capillaren den Weg aufzwingen, sondern auch in die Breite. Ein Tropfen einer Farbstofflösung färbt eine viel größere Fläche auf der rauhen Haut als auf der glatten. Auf der rauhen Haut breitet sich der Tropfen augenblicklich innerhalb der V-Capillaren aus. Nach der Peripherie der gefärbten Fläche hin verzweigt er sich mit einzelnen Armen noch weiter hinaus und zeigt nun ein weitverzweigtes Netz von oberflächlichen V-Capillaren. Ein gleicher Tropfen auf die glatte Haut gebracht, steht lange und breitet sich wenig aus. Seine Arme greifen langsam in den viel weiteren Rinnen nach außen, die von der Hautfelderung gebildet werden. In die Tiefe wirkt ein Tropfen der Farbstofflösung auf der glatten Haut kaum. Die rauhe Haut mit ihrer gestörten Abschilferung schafft also auch andere Bedingungen für die Ausbreitung von Flüssigkeiten auf der Hautoberfläche. Nicht nur der histologische Ort, an den der Schmutz zu liegen kommt, ist bei den beiden Hauttypen verschieden, sondern auch der Weg, auf dem er dorthin gelangt, denn die capillare Ausbreitung, besonders nach der Tiefe hin, kommt an der glatten Haut nicht vor, aber grade dieser Weg wird einem großen Teil der Schmutze vom Capillarsystem der rauhen Haut geradezu aufgezwungen.

Die Frage: „Warum wird eine glatte Haut rauh?" konnten wir noch nicht sicher beantworten. Wir vermuten, daß die Einbettung der Hornlamellen des Stratum corneum bei der rauhen Haut verändert ist. Die einzelnen Hornlagen der glatten Haut sind eingebettet in eine fettige Masse, bestehend aus dem Fett der Talgdrüsen und den „Nebenprodukten der Verhornung". (Man könnte die Hornlagen als innere Phase bezeichnen in einem System, dessen äußere Phase die fettige Einbettungsmasse bildet, die sie überall berührt und in der die einzelnen Hornlagen übereinander hingleiten.) Tritt an die Stelle der natürlichen fettigen Einbettungsmasse etwas anderes, so erfolgt das Abschilfern nicht mehr in der besten Weise, nicht mehr durch Abheben nur der obersten Schüppchen — es entsteht die rauhe Haut. Ist die fettige Einbettungsmasse aber einmal herausgewaschen, so ist sie nicht zu ersetzen durch Fette, die von außen zugeführt werden. Wo die Einbettungsmasse fehlt, kleben mehrere Hornteilchen zusammen und bilden viel größere starrere Gebilde, die wir in der rauhen Haut als große Schuppen mit V-Räumchen und Rissen sehen. Einmal zusammengeklebte, vergröberte Hornteilchen lassen sich nicht wieder in ihre alte Ordnung bringen, wie wir sie im normalen Stratum corneum der glatten Haut sehen, auch nicht, wenn genügend Hautfett nachrückt. Nicht allein der Fettmangel, sondern erst die Teilchenvergröberung, die dadurch zustande kommt, daß viele Hornzellen des Stratum corneum zusammenkleben, macht die irreversible Veränderung an der entfetteten Arbeitshaut. Schützt man die rauh gewordene Arbeitshaut, an der sich solche groben Schuppen gebildet haben, durch Salben vor der weiteren Entfettung und Vergröberung tieferer Hornschichten, so rückt von unten her eine wohlgeordnete, glatte und geschlossene Hornschicht nach. Die Selbstreinigungszeit ist dann auch die Regenerationszeit. Aber regeneriert werden nicht die einmal vergröberten Hautschichten, sondern an ihre Stelle treten nach ihrer Abschilferung die neuen Hornlagen.

Die rauhe Haut ist also eine Form von Schwäche der funktionellen Anpassung.

Fragen wir nach der Entstehung dieser Schwächeform, die die rauhe Haut darstellt, so können wir an den konstitutionellen Momenten nicht vorübergehen. Leider sind gerade diese für die Gewerbehygiene der Haut so bedeutenden Fragen bisher wenig untersucht. SCHULTZE[1] hat wiederholt darauf hingewiesen, daß die Konstitution der Haut sowohl für die vorbeugende Pflege im Betrieb als auch für die Heilung vorhandener gewerblicher Hautschäden mehr berücksichtigt werden muß, als das bisher geschehen ist.

Berührt man mit der Haut einen oberflächenaktiven Stoff, der Fett zu emulgieren vermag, so geht Fett von der Haut ab. Praktisch tritt dieser Fall ein an vielen Arbeitsplätzen. Bohröle, Kühlöle, wie sie in der metallverarbeitenden Industrie verwendet werden, sind oberflächenaktive Stoffe, ebenso viele Textilhilfsmittel und eine große Anzahl der Arbeitsstoffe der chemischen Industrie. Aber auch beim Waschen der Hände oder allgemein der Arbeitshaut kommen wir mit solchen Stoffen in Berührung. Auch die Händedesinfektionsmittel, die von Ärzten und ihren Hilfskräften angewandt werden, gehören hierher. Der Einfachheit halber soll die Wirkung der oberflächenaktiven Stoffe am Beispiel des Händewaschens besprochen werden. Dabei soll keine erschöpfende Analyse des Waschvorganges gegeben werden, sondern nur die Punkte sollen besprochen werden, die Beziehungen ergeben zum Problem der Arbeitsschutzsalben.

Erfolgt das häufige Waschen mit Seifen im engeren Sinne, so können Hautschäden auftreten durch alkalische Quellung der Haut und durch Verkleben der verhornten Oberschicht mit Kalkseifen. Wäscht man mit seifenfreien Waschmitteln, so können sich andere unangenehme Nebenerscheinungen einstellen, die aber gerade für den Aufbau der Arbeitsschutzsalben wichtige praktische Hinweise geben können. Hat man nämlich mit einem solchen Waschmittel den Schmutz und einen Teil des Hautfettes entfernt, so ist die Haut durchaus nicht im physikalischen Sinne sauber. Es ist nicht so, daß nun die Haut unmittelbar von Luft berührt wird und daß man nur irgendein Fett in Form einer Salbe zuzuführen braucht, um den Mangel auszugleichen. Wie bei der Seifenwaschung das abgespaltene Alkali an der Haut bleibt, so zieht beim Waschen mit den seifenfreien Waschmitteln ein feiner Film auf. Ein Teil des Waschmittels wird an der Haut adsorbiert. Die Waschmittel sind höchst oberflächenaktive Stoffe, Stoffe also, deren Lösungen an der Oberfläche, somit auch an der Grenzfläche zur Haut, weitaus höhere Konzentrationen haben als im Inneren. Wird nun der oberflächenaktive Stoff auch noch von den Hornteilchen der Haut adsorbiert, so spielt die Gesamtkonzentration der Waschflotte keine große Rolle mehr. Selbst

---

[1] SCHULTZE, W.: Zbl. Gewerbehyg. N.F. **15**, 81 (1938).

aus stark verdünnten Lösungen kann die gesamte Menge des gelösten Waschmittels an der Haut adsorbiert werden. Beim Abspülen nach dem Waschen werden diese adsorbierten Emulgatorfilme nicht entfernt. Das Abspülen nach dem Händewaschen ist höchst unvollkommen im Vergleich zum Spülen etwa bei der Textilveredlung. Deshalb sollte auf das Abspülen nach dem Waschen und nach dem Händedesinfizieren mehr Wert gelegt werden. Ist nun ein solcher Emulgatorfilm auf die Haut aufgezogen, so schafft er ganz andere Haut-Umwelt-Beziehungen. Die Haut wird nun zunächst von dem Emulgator berührt. Seine Moleküle sind an der Grenzfläche ausgerichtet. Die Haut wird besser benetzbar. Wird der Haut Fett zugeführt, sei es Hautfett von der Tiefe her oder Fett, Paraffin, Wachse oder ähnliche Stoffe in Form einer Salbe, so berühren diese durchaus nicht unmittelbar die Hornteilchen der Haut. Diese sind mit dem Emulgatorfilm überzogen, der dann zwischen Fett und Haut liegt. Fett oder Salbe liegen nicht an der Haut an, sondern am Emulgatorfilm. Liegt aber zwischen Fett und Haut ein solcher Film, so ist das Fett leicht ab- und auswaschbar. Fett und Schmutz auf diese Weise von der Haut abzuwaschen, ist ja gerade die Aufgabe des Emulgators im Waschmittel. Es stellt sich ein Zustand ein, der paradox erscheint: Auch bei Anwesenheit genügender Mengen von Hautfett und nach der Fettzufuhr von außen besteht der Zustand der Entfettung weiter, weil das Fett nicht an seinen Wirkungsort, also nicht unmittelbar an die Hornteilchen gelangen kann. Oder umgekehrt gesehen: Obwohl die Hornschüppchen entfettet sind, können sie kein Hautfett oder künstlich zugeführtes Fett fest anlagern.

Durch Wasser, vielleicht schon durch die Wasser- und Wasserdampfabgabe der Haut, wird das Fett in diesem Falle immer wieder schnell nach außen getragen. Es bleibt für die Haut wertlos. Nicht die Fettmenge ist also ausschlaggebend für die Beziehungen der Haut zu ihrer Arbeitsumgebung, sondern der histologisch und submikroskopisch definierte Ort, an dem das Fett liegt.

Ist die Haut in der beschriebenen Weise entfettet, obwohl ihr genügend Fett dargeboten wird, so entstehen, vorerst in den obersten Hornlagen, Risse und V-Räumchen. Bei späteren Waschungen breitet sich darin der Emulgatorfilm weiter aus, denn er ist ja bewußt als capillaraktiver Stoff eingesetzt worden. Beim Spülen nach dem Waschen werden die V-Räumchen und die feinen Tiefenrisse nicht erreicht. Die Entfettung mit ihren Folgen, den Rissen, setzt sich mehr und mehr in tiefere Hornschichten fort, und so entsteht die rauhe Haut mit allen ihren unerwünschten Eigenschaften. Die Fläche der rauhen Haut ist um ein Vielfaches größer als die der glatten, geschlossenen Haut, und so werden von ihr auch viel größere Mengen des Emulgatorfilmes adsorbiert. Der Emulgatorfilm macht tiefere Schichten benetzbar. Tiefenrisse und V-Räumchen bilden in der rauhen Haut ein verzweigtes Capillarsystem, das, einem Dochte gleich, den Schmutz geradezu ansaugt und an ganz andere histologische Orte bringt. Aber nicht nur die Waschmittel und die capillaraktiven Stoffe der Arbeitsumgebung können solche Emulgatorfilme an die Haut abgeben, das können auch die Salben selber tun. Wurde für die Herstellung einer Arbeitsschutzsalbe ein Emulgator benutzt, der von der Haut in der geschilderten Weise adsorbiert wird und der sich dank seiner Oberflächenaktivität leicht in den feinsten V-Räumchen ausbreitet, und wurde dieser Emulgator im Überschuß angewandt, so kann die Salbe selber geradezu entfettend wirken. Die Fälle, in denen bei der Salbenherstellung mit einem ganz erheblichen Emulgatorüberschuß gearbeitet wird, sind nicht selten. Man will eine möglichst stabile Emulsion erreichen. Viel Wasser soll die Salbe geschmeidig und billig machen, und die Salbe soll leicht eindringen. Diese Forderungen erfüllt man sehr einfach durch einen Emulgatorüberschuß. Freilich dringen solche Salben schnell ein, aber ihr Weg nach außen ist ihnen ebenso geschmiert wie der nach innen. Sie werden ebenso schnell wieder ausgewaschen, wie sie eindringen. Im ungünstigen Falle hinterlassen sie nach dem Waschen noch einen Emulgatorfilm, der dann entfettend wirkt und der den Hautfetten den Weg an den richtigen Ort versperrt. Solche Salben schützen die Haut nicht lange. Die Prüfmethode, die im Anhang mitgeteilt wird, gestattet, die Zeiten genau zu messen, während derer eine Salbe schützt. Und sie gestattet auch, die geschützten histologischen Orte zu unterscheiden von denen, die von der Salbe nicht mehr geschützt werden. Die Anwendung der Methode zeigt, daß Salben mit großem Emulgatorüberschuß nur einen sehr kurz dauernden Schutz bieten.

Verlangen wir von einer Arbeitsschutzsalbe, daß sie die oberflächliche verhornte Hautschicht so durchfettet, daß diese Schicht geschlossen und glatt bleibt und dabei Wasser und Schmutz abstoßend, kurz Umwelt abstoßend, wirkt, so werden die Untersuchungen über die Entfettung berücksichtigt werden müssen. Aus den Untersuchungen, die oben mitgeteilt wurden, ergibt sich aber, daß den weitaus besten Schutz das natürliche Fett der Haut ergeben muß, und zwar auch nur dann, wenn es in der normalen physiologischen Art an und in die verhornte Schicht gelangt ist. Das erste dorthin gelangte Hautfett ist das wirkungsvollste, denn ist dieses erst einmal entfernt worden, so sitzt meist ein Emulgator auf dem Horn, und alles später dorthin kommende Fett, mag es seiner chemischen Zusammensetzung nach noch so sehr dem Hautfett ähneln, findet immer diese Zwischenschicht vor.

Die Aufgabe, das Fett oder die Salbe an den richtigen histologischen Ort zu bringen, tritt aber erst beim Aufbau der Arbeitsschutzsalben an uns heran. Für die kosmetischen Salben ist dieser Punkt nahezu bedeutungslos. Die brauchbare Arbeitsschutzsalbe muß aber die Aufgabe, Fette, Wachse und ähnliche Stoffe wirklich an den richtigen Ort zu bringen und eine unmittelbare Berührung mit dem Hornteilchen herzustellen, erfüllen; denn alle Erörterungen über die beste Salbengrundlage, über die Eignung verschiedener Fette, Wachse, Paraffine usw. bleiben dann Scheinfragen, wenn praktisch die ausgewählten Fette gar nicht an den Ort kommen, an dem die Haut sie braucht. Bei der Beurteilung einer kosmetischen oder einer therapeutischen Salbe ist die „Haftfestigkeit" der Salbe an der Haut nahezu bedeutungslos. Ganz anders bei der Arbeitsschutzsalbe. Hier steht die Forderung nach einer guten Haftfestigkeit an erster Stelle.

Reine Kohlenwasserstoffe, wie Vaseline, Paraffin usw. haften an der Haut überhaupt nicht. An entfettete Haut kommen sie auch nach

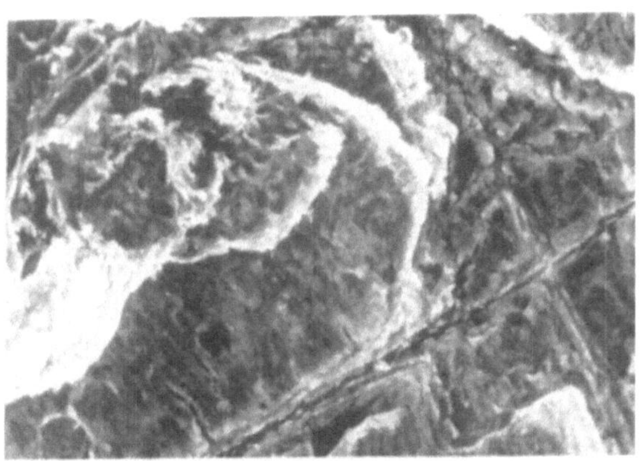

Abb. 4. Rauhe Haut, stark entfettet, mit Tiefenrissen. Selbstreinigungszeit 3 Wochen.

gutem Verreiben nicht eigentlich heran, sondern zwischen der Haut und dem Kohlenwasserstoff liegt dann immer noch ein feiner Luft- oder Wasserfilm. Eine unmittelbare Berührung des Kohlenwasserstoffs mit dem Hauteiweiß findet nicht statt, und der Wasserdampf, den die

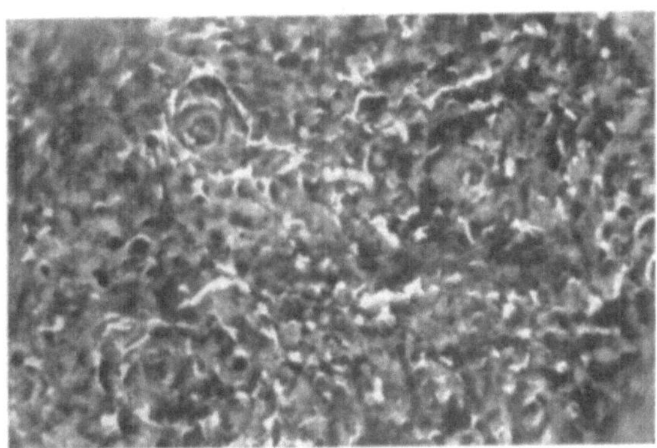

Abb. 5. Haut der gleichen Person, von der gleichen Stelle des Handrückens wie Abb. 4, jedoch nach längerer, vorbeugender Pflege mit einer Arbeitsschutzsalbe ohne Unterbrechung der Arbeit. Gutes Abschilfern parallel zur Oberfläche.

Optische Daten aller Mikrophotogramme: Haut des Handrückens, Färbung mit Primulin O. Ultropak-Objektiv UO 11 ×, Peripl. Okular 10 × (Leitz). Queck- silberdampflampe, Filter BG 12 und Sperrfilter OG 1, Mifilmka, Agfa-ISS-Film. Vergrößerung 1:100, hier zurückverkleinert auf 1:66. Sämtliche Bilder sind Aufnahmen des Verfassers.

Haut immer abgibt, schiebt den undurchlässigen Kohlenwasserstoff- film immer weiter hinaus. So kann man mikroskopisch beobachten, daß sich unter dem Vaselinefilm auf der Haut ein Tropfen einer wäßrigen netzmittelhaltigen Farbstofflösung weithin capillar ausbreitet. Der Vaselinefilm erzeugt zwar auf der Haut ein deutlich fettiges Gefühl, das bei der Arbeit stört, aber der Film haftet nicht an der Haut, sondern ist leicht abwaschbar. Um einer Salbe eine gute Haftfestigkeit zu verleihen, müssen wir sie an der Haut „verankern". Dem nichtpolaren Molekül des Kohlenwasserstoffs fehlt der „Anker", der es an der Haut anhängen kann. Die verhornte Eiweißschicht der Oberhaut ist hydrophil und gegenüber dem Kohlenwasserstoff „wässerig". Will man eine „fettige" Masse an der „wässerigen" Eiweißoberfläche verankern, so muß man als „Anker" einen Stoff dazwischenschalten, der eine hydrophile Seite hat und eine „lipophile", also eine Seite, an der er Wasser oder etwas „Wässeriges" berühren kann, und eine andere Seite, mit der er etwas „Fettiges", z. B. einen Kohlenwasserstoff, berühren und halten kann. Solche Stoffe sind als „Emulgatoren" bekannt, und sie werden zur Herstellung stabiler Emulsionen und Salben längst verwendet (siehe Band I dieses Buches, wo auch die Eignung verschiedener Emulgatoren zur Bereitung von Salben besprochen ist). Am Beispiel des für die Bereitung von Arbeitsschutzsalben bewährten Fettalkohols Lanettewachs[1] (Deutsche Hydrierwerke) sei die Wirkung auf die Haftfestigkeit erläutert. Der Fettalkohol „Lanettewachs", der in der Hauptsache aus Cetylalkohol besteht, ist auf der einen Seite seines Moleküls hydrophil und kann sich mit dieser Seite an das verhornte Eiweiß anlagern. Die andere Seite ist wasserabstoßend und lipophil, ebenso wie es bei einem reinen Kohlenwasserstoff alle beiden Seiten sind. Reine Kohlenwasserstoffe nehmen kein Wasser auf, bilden also ohne weitere Zusätze mit Wasser keine beständige Emulsion. Der Fettalkohol kann also mit seiner einen Seite die Brücke zum Wasser herstellen und bildet Emulsionen, d. h. er nimmt, als Salbe verarbeitet, Wasser auf und hält es beständig verteilt. Verwendet man nun eine Salbe, deren „fettiger" Anteil aus dem Fettalkohol besteht, so dringen die feinen Fettalkoholkügelchen in die freiliegenden capillaren Räumchen der Haut ein und berühren die gesamte Oberfläche der Haut. Am Hauteiweiß, z. B. an den verhornten Schuppen der Oberhaut, finden sie mit ihrer hydrophilen Seite Halt. Der Wasserdampfstrom aus der Haut wird nicht gestaut und schiebt den Film von Fettalkohol nicht von der Haut weg. Fettalkohol haftet fest an der Haut und ist schwer abwaschbar. Aber ebenso, wie der Fettalkohol Kohlenwasserstoffe emulgierbar macht (Gemische von Fettalkoholen und Vaseline geben beständige Emulsionen), so vermag er auch Kohlenwasserstoffe als Salbenbestandteile an der Haut zu verankern. Schmilzt man Lanettewachs und einen Kohlenwasserstoff zusammen und bereitet daraus unter Zugabe von Wasser eine Salbe, so stellt man fest, daß schon bei kleinen Zusätzen von Fettalkohol (3—6%) eine außerordentlich gute Haftfestigkeit erreicht wird, die bei großen Zusätzen von Fettalkohol nicht mehr so beträchtlich ansteigt. Kleine Mengen des Fettalkohols können

---

[1] SCHMIDT-LA BAUME: Die Öl-in-Wasser-Emulsionen. Leipzig 1943. Siehe auch Band I dieses Buches.

also große Mengen des sonst haltlosen Kohlenwasserstoffes „verankern“. Den Mechanismus der „Verankerung“ hat man sich schematisch etwa so vorzustellen:

Schmilzt man Vaseline und Lanettewachs zusammen und emulgiert mit einer geeigneten Menge Wasser, so wird sich der Fettalkohol um die Paraffinkügelchen herum anordnen, so daß die „Fassade“ jedes einzelnen Paraffinkügelchens mit einer dünnen Schicht von Fettalkohol umgeben ist, dessen hydrophober Teil nach dem Inneren des Paraffinkügelchens ausgerichtet ist, während der hydrophile Teil nach dem wässerigen Dispersionsmittel zeigt. Die Paraffinkügelchen sind mit vielen Moleküllagen des Fettalkohols umgeben. Die am Paraffin unmittelbar liegende Schicht von Fettalkoholmolekül liegt mit der hydrophoben Seite nach innen, mit der hydrophilen nach außen. Daran schließt sich eine Lage, die mit der hydrophilen Seite nach innen liegt und so wieder die hydrophile Seite der ersten Lage berührt, während ihre hydrophobe Seite nach außen gerichtet ist. Darauf folgt eine Schicht mit der hydrophoben Seite nach innen usw., bis als äußerste Schicht eine folgt, deren hydrophile Seite nach außen liegt. Die Zwischenschichten zwischen Paraffinoberfläche und Wasser sind dabei nicht ausgesprochen orientiert.

Die so aufgebauten und umhüllten Paraffinteilchen haben also an der Oberfläche und in einer verhältnismäßig dicken Schicht, die auf die Oberfläche folgt, reine Fettalkoholeigenschaften. Diese verhalten sich gegen Wasser wie Fettalkoholkügelchen, nicht etwa wie Gemische; denn nur Fettalkohol, und zwar nur dessen hydrophile Seite, ist dem Wasser zugekehrt. Mit dieser Anordnung gelangt das Kügelchen auch an die Haut. Beim Gebrauch dieser Salbe wird die Haut zuerst von Fettalkohol berührt, der eine ganz bedeutend größere „Hautaffinität“ hat als der durchaus indifferente und reaktionsträge Paraffin-Kohlenwasserstoff. Es lagert sich also vorwiegend der Fettalkohol an die Haut an. Die Anlagerung der Fettalkohole an die Keratinschuppen der Haut geschieht an der hydrophilen Seite des Fettalkohols. Die hydrophobe ragt nach außen. An der hydrophoben Seite des Fettalkohols kann sich der Paraffin-Kohlenwasserstoff anlagern. Er kann nicht an der fettfreien Haut haften; denn er hat keinerlei hydrophile Gruppen. Wir können also annehmen, daß auch das Paraffin einer solchen Salbe nicht nur als „Füllung“ zu betrachten ist, sondern daß es wirklich durch den Fettalkohol an der Haut verankert wird, wenn es auch nicht unmittelbar an die Hauteiweiße zu liegen kommt. Paraffin ohne Fettalkohole findet keinen Halt an der Haut. Erst dann, wenn die Oberfläche der Keratinschüppchen mit dem Fettalkohol besetzt ist, dessen hydrophobe Seite nach außen ragt, kann der Paraffin-Kohlenwasserstoff verankert werden. So ist auch die Tatsache erklärlich, daß es nicht auf die Menge des zugesetzten Fettalkohols ankommt. Ein kleiner Anteil genügt zur Bildung der „Fassade“.

Würde man an Stelle des sehr milden Emulgators, des Fettalkohols, einen Stoff mit stark emulgierender Wirkung verwenden, z. B. ein Fettalkoholsulfonat, so würde man zwar auch eine beständige Emulsion erhalten, aber keine Arbeitsschutzsalbe. Eine solche Emulsion hätte keine Haftfestigkeit; denn der äußerst starke Emulgator, der nicht nur hydrophil, sondern stark wasserlöslich ist, würde auf die emulgierten Salbenbestandteile wie ein Waschmittel wirken. Bei der Berührung mit Wasser würde das Ganze abgewaschen werden.

Die Frage: „Wie ersetzen wir am besten das Hautfett, das der Haut während der Arbeit oder durch das Waschen entzogen wurde?" stand im Vordergrund vieler Überlegungen, die zu den Problemen der Arbeitsschutzsalben im Laufe der letzten Jahre angestellt wurden. Sie ist ein Beispiel dafür, daß Fragen, die ganz harmlos erscheinen, durch eine verhängnisvolle Antwort, die sie bereits von vornherein in sich verbergen, die praktische Arbeit vom wirklichen Leben weg auf ein totes Gleis verschieben können. Als man die Frage aussprach, erhielt man eine Antwort, die nicht mehr war als das Echo der Frage. Man sagte, daß verlorenes Hautfett natürlich am besten zu ersetzen sei durch eine Schmiere, die dem Hautfett gleich oder möglichst weitgehend ähnlich ist. Die Forderung, dem Hautfett gleich oder ähnlich zu sein, die man an die Salbe stellte, bezog man aber nur auf das Chemische oder auf das Physikalisch-Chemische, und man nannte es „das Biologische". Auch als v. Czetsch-Lindenwald gezeigt hatte[1], daß natürliches Hautfett, aus der Haut lebender Menschen extrahiert, keine grundsätzlich überlegene Arbeitsschutzsalbe ist, fuhr man im allgemeinen mit dem Versuch fort, durch rein chemische oder physikalisch-chemische Nachahmung des Hautfettes eine brauchbare Arbeitsschutzsalbe aufzubauen.

Tatsächlich liegt hier nicht ein physikalisch-chemisches Problem vor, sondern ein morphologisches, das mit physikalisch-chemischen Mitteln gelöst werden kann. Aber das Morphologische steht im Vordergrund. Das natürliche Hautfett oder eine geeignete Salbe muß den richtigen histologischen Ort besetzen, um im Haut-Umwelt-System seine Aufgabe zu erfüllen. Wir haben weiter oben gezeigt, daß schon dadurch grundsätzliche und nicht umkehrbare morphologische Veränderungen in der Hornschicht entstehen, daß an dem Ort an der Haut, den ehemals Hautfett besetzte, nach dessen Entfernung ein Emulgatorfilm liegt. Auch bei Anwesenheit genügender Mengen natürlichen Hautfettes wird der ursprüngliche morphologische Zustand nicht wieder erreicht. Auch eine Salbe, die dem Hautfett noch so ähnlich ist, kann im Haut-Umwelt-System das Hautfett nicht ersetzen; denn gerade die morphologischen Beziehungen, die sich im Haut-Umwelt-System ausdrücken und die bis ins Feinst-Morphologische reichen, z. B. bis zur Dissoziation der reaktionsfähigen Gruppen der Eiweiße, werden auch von den „hautfettähnlichsten" Salben allein durch physikalisch-chemische Nachahmung des Hautfettes nicht berührt.

Salben, die auch morphologisch an die Stelle des verlorengegangenen Hautfettes treten können, haben wir nicht, und ihre Herstellung ist auch unmöglich. Aber das soll nicht heißen, daß wir deshalb vor den drängenden Problemen, die uns hier entgegentreten, die Waffen strecken müssen. Wir brauchen nur unsere Frage richtig zu stellen, um

---

[1] Czetsch-Lindenwald: Arch. Gewerbepath. u. Hyg. **10**, 1 (1940).

eine Antwort zu erhalten, die uns auf den rechten Weg bringt. Nachdem wir nämlich erkannt haben, daß die glatte Haut ihrer Gestalt nach die größte Funktionstüchtigkeit und Abwehrbereitschaft verbürgt, fragen wir: „Wie bewahren wir *den* morphologischen Zustand der Haut, den wir als den besten kennen?"

Wir wollen es also gar nicht erst zum Verlust des natürlichen Hautfettes kommen lassen, sondern wollen das ganze, verwickelt gebaute morphologische System, das die Hornschicht darstellt, vor Veränderungen schützen. Das natürliche Hautfett soll an seinem Ort bleiben, es soll weiterhin als zusammenhängende Masse die feinen abgeplatteten Schüppchen des Stratum corneum umkleiden und ein Aneinanderkleben der Schüppchen zu groben Schollen verhüten.

Salben, die diese Bedingungen erfüllen, haben wir noch nicht. Das soll nicht heißen, daß grundsätzlich die Herstellung solcher Salben unmöglich ist. Noch will der Verfasser damit sagen, daß wir in allen Fällen diese besseren Salben erst abwarten müssen. An vielen Arbeitsplätzen helfen uns die vorliegenden Salben auch schon weiter, wenn wir sie richtig handhaben und richtig einsetzen. Mit Hilfe eines kleinen Kunstgriffes gelingt es in sehr vielen Fällen, das natürliche Hautfett an seinem richtigen Ort zu bewahren, so daß es unter dem Einfluß der Arbeitsumgebung oder der Waschmittel dort nicht entfernt wird. Man kann nämlich in diesen Fällen den Schmutz, der bei der Arbeit an die Arbeitshaut gelangt, in einer sehr feinen, oberflächlichen Salbenschicht abfangen. Eine kurze Betrachtung der Lage des Schmutzes macht den Kunstgriff verständlich. In den allermeisten Fällen liegt der Schmutz nicht unmittelbar an der Haut, sondern er liegt in einer feinen Fettschicht. Die Fettschicht hüllt ihn ein, bildet mit dem Schmutz ein disperses System, bei dem das Fett die äußere Phase ist, der Schmutz die innere, disperse Phase. Unbewußt machen ja alle unsere gebräuchlichen Waschmethoden längst von dieser Tatsache Gebrauch, indem sie ohne Ausnahme als Waschmittel solche Stoffe anwenden, die Fette zu emulgieren oder zu lösen vermögen. Die Beobachtung über die Lage des Schmutzes in der Fettbedeckung gibt uns praktisch die Mittel in die Hand, einen sehr großen Teil der Schmutze der Arbeitshaut sozusagen zu normalisieren, d. h. sie bewußt zu einem verhältnismäßig einheitlichen Fettschmutz zu machen. Dann braucht auch das Waschmittel nur das Fett zu emulgieren, um die als disperse Phase darin liegenden Schmutzteilchen mitzunehmen. Will man das natürliche Hautfett an seinem Ort bewahren, so salbt man die Hände oder allgemein die Arbeitshaut *vor* Beginn der Arbeit ein. Selbstverständlich kann man das nach Arbeitsschluß wiederholen. Wichtiger ist aber die planmäßige Salbung vor der Arbeit. (Auf einen Ausnahmefall wird unter „Quellung" eingegangen.) Denn damit kann ein verhältnismäßig fest haftender, unmerklich dünner Fettfilm erzeugt werden, der den Betriebsschmutz in der uns angenehmen Form als Fettschmutz abfängt. In dieser Form kann der Schmutz leicht nach Arbeitsschluß abgewaschen werden. Beim Abwaschen geht das künstlich zugeführte Fett von der Haut. Tiefer braucht man nicht zu waschen, denn der Schmutz liegt oberflächlich in diesem Salbenfilm. Es ist dabei nur nötig, wirklich genau zu wissen, wie lange ein solcher Salbenfilm schützt und welche histologischen Orte er schützt. Bei den Untersuchungen mit der unten angegebenen Methode hat sich ergeben, daß die Schutzdauer nicht nur von der angewandten Salbe, von der angreifenden Arbeitsumgebung und von der Hautstruktur abhängt, sondern in sehr hohem Maße vom richtigen, gründlichen Verreiben der Salbe auf der Haut. Die gleiche Salbe schützt bei der gleichen Arbeit um ein Vielfaches länger und besser, wenn sie mit Sorgfalt eingerieben wird. Nur aufgeschmierte Salbe ist nahezu zwecklos. Sie wird schnell abgewischt und abgewaschen. Nach dem gründlichen Einreiben kann der fühlbare Rest der Salbe mit einem sauberen Lappen abgewischt werden, so daß die Haut sich nicht mehr fettig anfühlt. Das fühlbare Fett auf der Haut bietet keinen Schutz. Es hindert bei der Arbeit und schmutzt das Arbeitsgut an. v. CZETSCH-LINDENWALD[1] hat das bewiesen. Er färbte Arbeitssalben mit einem öllöslichen, fluorescierenden Farbstoff und bestrich damit die Hände der Versuchspersonen, ohne das fühlbare Fett abzuwischen. Die Versuchspersonen ließ er arbeiten. Nach einiger Zeit suchte er mit fluorescenzanregendem Ultraviolett die Umgebung (Kleider, Arbeitsplatz, Arbeitsgut usw.) der Versuchspersonen ab und fand die fluorescierende Salbe an all diesen Orten verschmiert. Bei den Anfangsformen der rauhen Haut füllt eine solche sorgfältig vorgenommene Salbung die V-Räumchen und Risse aus, verkleinert also die Oberfläche. Wird eine Salbe einem bestimmten Arbeitsplatz angepaßt, so muß aber auch die Schutzzeit ziemlich genau ermittelt werden. Dabei muß man den histologischen Ort berücksichtigen, der zuerst seines Schutzes beraubt wird. Bei allen unseren bisher gemachten Untersuchungen waren das die Haaraustrittsöffnungen. Das sind die gleichen Stellen, an denen die Folliculitis der Bohrölarbeiter, der Glasschleifer u. a. auftreten. Es ist wohl eine Hauptaufgabe der Arbeitsschutzsalben, die gefährdeten histologischen Orte möglichst gut und lange zu schützen. Nie fanden wir die Schweißdrüsenausgänge verschmutzt, fast immer jedoch die Haaraustrittsöffnungen, die auch bei sonst glatter Haut rauh sind. Auch die Rolle der Luft darf man nicht vernachlässigen. Um die Haare herum sehen wir oft die gut verriebene Salbe durchsetzt mit verhältnismäßig großen Luftblasen, die dicht an den Haarbälgen und teils in den Schuppen der Haarepidermis hängen. Die Luftblasen machen stellenweise die Berührung der Salben mit Haar und Haut unmöglich.

Benetzung.

Wenn wir von der Arbeitsschutzsalbe verlangen, daß sie die besten Haut-Umwelt-Beziehungen schaffen hilft, so kann uns die Betrachtung der vielfältigen Epochen weiterhelfen, die die Haut durchgemacht hat und die wir heute noch im Tierreich studieren können. Die Haut der niederen und höheren Tiere ist geradezu ein Spiegel der Haut-Umwelt des Tieres, so „daß ein Blick auf die Haut oder ein Schnitt durch sie

---

[1] v. CZETSCH-LINDENWALD: Arch. Gewerbepath. u. Hyg. **10**, 1 (1940).

genügt, um zu erkennen, ob sie von einem wirbellosen Tier oder von einem Wirbeltier, einem Cölenter oder einem Mollusk, einem Amphibium oder einem Reptil stammt"[1]. Der Rahmen dieses Buches gestattet es nicht, auf die außerordentlich interessanten Mittel der Anpassung der Haut an die Umwelt einzugehen, die wir in der Entwicklungsgeschichte finden. Immer entwickelt die Haut Mittel, die Grenzfläche Haut-Umwelt möglichst sozusagen hinauszuschieben. Chemisch, physikalisch und morphologisch haben die Mittel, die alle dem gleichen Zweck dienen, die verschiedensten Formen: die Fische sondern aus eigentümlichen, aus der Tiefe nach der Außenfläche heraufwandernden Schleimzellen einen Schleim ab, der die ganze Haut bedeckt. Wasser berührt nicht den Fisch, sondern den Schleim. (Wenn man nicht den Schleim zum Fisch zählen will. Auch hier die Schwierigkeit der klaren Grenzziehung zwischen Haut und Umwelt.) Die Schlangen, die ihre Haut im ganzen, als sogenanntes Natternhemd, abwerfen, haben bei der Häutung oft 2—3 verschiedene Epidermisgenerationen fertig untereinander liegen. Amphibien nehmen sich ein Stück „Wasser-Umwelt" mit heraus ans Land, indem sie ihre Haut dort mit Hilfe vielzelliger, kugeliger Drüsen feucht halten, also die Luft-Umwelt ein Stück hinausschieben. Die gleiche Absicht sehen wir bei der gefetteten, glatten menschlichen Haut. Ein eindrucksvolles, vergrößertes und vergröbertes Bild der entfetteten rauhen Haut gibt uns eine Ente, der wir die Möglichkeit nehmen, ihr Federkleid mit dem Fett ihrer Bürzeldrüse zu schmieren. Nach kurzer Zeit benetzt das Wasser die Federn unmittelbar (nicht wie vorher nur das Fett der Federn), und der Vogel schaut struppig aus. Nach einiger Zeit wird er nicht einmal mehr schwimmen können, weil das Wasser sein Gefieder durchtränkt wie einen Schwamm: in seinem gewohnten Element ersäuft das Tier, nur weil sich seine Haut-Umwelt oder Feder-Umwelt um eine kaum meßbar kleine Strecke, nämlich nur um die Dicke der Fettschicht, nach innen verschoben hat.

Bei den Untersuchungen über die Benetzung muß man stets genau ermitteln, was benetzt wird. Es ist nicht immer die Haut. Oft ist es die Fettbedeckung. Capillaraktive Stoffe benetzen auch die Fettbedeckung, und sie können sogar die fettige Oberfläche hydrophil machen. Damit allein kommen sie noch nicht an die Haut heran. Erst wenn die Fettschicht herunteremulgiert ist, wenn sie von der Oberfläche verdrängt ist, wird die unmittelbare Benetzung der Haut hergestellt. Ein Beispiel aus der Metallbearbeitung zeigt diese Unterschiede eindrucksvoll: Der Verfasser sah dünn eingefettete Leichtmetallstreifen, die aus technischen Gründen während der Ziehbearbeitung mit einer wäßrigen Lösung benetzt werden mußten. Leitungswasser perlte von den Streifen ab. Eine Spur eines hochcapillaraktiven Lösungsmittels stellte die Benetzung her. Wurde aber nach mehreren Stunden, während derer die Streifen sogar mechanisch bearbeitet wurden, die Netzmittellösung wieder mit Wasser abgespült, so war die „Metalloberfläche" nur für einige Zeit benetzbar, dann wurde sie wieder hydrophob. Der ursprünglich vorhandene Ölfilm war gar nicht von der Metalloberfläche

---

[1] PLATE: Allgemeine Zoologie und Abstammungslehre. Jena 1922.

verdrängt worden. Das Netzmittel benetzte den Ölfilm, dieser die Metalloberfläche, eine unmittelbare Berührung von Netzmittel zu Metall war nur vorgetäuscht. AGNES POCKELS[1] hat Beobachtungen mitgeteilt über die Umorientierung der Moleküle in Oberflächen bei der Benetzung: Nach langer, inniger Berührung mit Wasser wird Paraffin (besonders wenn es geschmolzen auf Wasser gegossen wird und dort erkaltet) an der Fläche benetzbar, die dem Wasser zugekehrt war. Die Benetzbarkeit entsteht durch Ausrichtung der Moleküle an der Oberfläche (LANGMUIR-HARKINS-Orientierung[2]). Nach Unterbrechung der Berührung mit dem Wasser gehen die Moleküle aus ihrem wohlgeordneten Zustand wieder in den der Unordnung zurück, oder sie nehmen eine andere Orientierung an. Dann ist das Paraffin nicht mehr benetzbar. So kann eine Zeitlang Benetzung *der Haut* vorgetäuscht werden, wo wirklich nur eine Oberflächenschicht aus sonst hydrophoben Stoffen benetzt wird. Aber die Beispiele mahnen auch zur Vorsicht. Wir können nicht sagen, ein Stoff ist schlechthin hydrophob oder hydrophil. Lange Berührungszeiten und die Gegenwart kleiner Mengen oberflächenaktiver Stoffe können helfen, eine oberste Molekülschicht umzuordnen. LIESEGANG brachte einen Ölfleck auf einen Filtrierpapierstreifen. In der Nähe der einen Kante setzte er einen Tropfen einer Farbstofflösung auf und ließ ihn eintrocknen. Beim senkrechten Einhängen des Papiers in Wasser, derart, daß die Kante mit dem Farbstofftropfen nach unten hängt, steigt das Wasser im Papier capillar hoch und reißt den Farbstoff mit nach oben. Wasser und Farbstoff durchdringen dann den weiter oben sitzenden Öltropfen. Man sollte erwarten, daß der Öltropfen das Papier abgedichtet habe. Nach LIESEGANGs Versuch ist das nicht der Fall. Setzt man dagegen statt des Öltropfens einen Gelatinetropfen auf und läßt diesen eintrocknen, so ist an der Stelle des Gelatinetropfens das Papier gedichtet, und Wasser und Farbstoff dringen nicht ein. Das „hydrophobe" Öl dichtet also in diesem Falle nicht ab. Die „hydrophile" Gelatine dagegen versperrt dem Wasser den Weg. Die Poren des Papiers sind vom Öl nicht vollkommen ausgefüllt, so daß capillarer Aufstieg immer noch erfolgt[3].

Quellung und Entquellung.

Gegen die Einwirkung von Säuren und sauren Lösungen ist die Haut, besonders die verhornte Schicht der Epidermis, verhältnismäßig widerstandsfähig. Ihr isoelektrischer Punkt und damit ihr Quellungsminimum liegen im sauren Gebiet. „Neutrale" Lösungen liegen also schon auf der alkalischen Seite des isoelektrischen Punktes. Wenig

---

[1] POCKELS, AGNES: Kolloid-Z. **62**, 1 (1933) und früher, auch WOLF und TRIESCHMANN: Praktische Einführung in die physikalische Chemie **2**, 107. Braunschweig 1938.

[2] LANGMUIR, I.: Met. Chem. Eng. **15**, 468 (1916). — Ders.: J. amer. chem. Soc. **39**, 1848 (1917). — HARKINS, W. D., E. C. H. DAVIS u. G. L. CLARK: J. amer. chem. Soc. **39**, 541 (1917). — HARKINS, CLARK u. ROBERTS: J. amer. chem. Soc. **42**, 700 (1920).

[3] LIESEGANG, R. ED.: Fette u. Seifen **50**, 437 (1943).

widerstandsfähig sind die oberen Hornschichten gegen den Angriff selbst schwach alkalischer Lösungen. Mehrere Faktoren wirken bei diesem Angriff zusammen. Die alkalischen Lösungen benetzen besser als die sauren. Ist die Berührung mit der Haut hergestellt, so quillt die Haut schon in schwach alkalischen Lösungen. In der gequollenen Haut diffundieren viele Stoffe der Arbeitsumgebung besser als in der normalen, ungequollenen. Aber auch chemische Umwandlungen stellen sich ein. Für das Kollagen ist die Quellung der erste Schritt zum Abbau, zur Verleimung. Die so zum Teil abgebauten Eiweiße sind fermentativ leicht weiter spaltbar. Sowohl die autolytischen Fermente der Haut wie auch die Fermente der Mikroorganismen finden Angriffspunkte und spalten diese Bausteine weiter. Die niederen Spaltprodukte sind schon selber entzündungs- und quellungserregend, sie können also weitere Hautanteile zur Quellung und zum stufenweisen Abbau bringen. Die Quellung bedeutet nicht nur das offene Tor für viele eindringende Stoffe aus der Arbeitsumgebung, sie ist auch schon der Beginn des Abbaues der Hauteiweiße. Alkalische Arbeitsumgebungen sind häufig. Ein großer Teil der Händewaschmittel (Seifen, Soda, Seifenpulver usw.) ist alkalisch. Tatsächlich spielen die alkalischen Reizungen der Arbeitshaut eine sehr große Rolle. Würde es gelingen, die Haut während der Arbeit auf ihrem isoelektrischen Punkt (p_H 3,5—5) zu erhalten, so würden viele Hautschäden wegfallen. Aber das gelingt nicht, und es ist schon ein großer Gewinn, daß wir heute wenigstens über geeignete Waschmittel verfügen, die während des Waschens keine weitere Quellung erzeugen.

Die flüssige Arbeitsumgebung kann nur in den seltensten Fällen auf den isoelektrischen Punkt der Haut gebracht werden. In alkalischen Lösungen kommt es dann zur Quellung. Leider ist deren unmittelbare Verhütung oder die künstliche Entquellung der Haut (Gerbung) kein geeignetes Feld für die Anwendung der Arbeitsschutzsalben, wie hier gezeigt werden soll. Nur mittelbar können solche Salben angewandt werden mit dem Ziel, die flüssige, alkalische Arbeitsumgebung von der Haut abzuhalten. Berücksichtigt man die Mengen der Stoffe, die alkalische Reizungen hervorrufen, so sieht man, daß ihre Wirkung kaum von entquellenden Salben der Menge nach aufgehoben werden kann. Selbst bei Salben, die ihrer Qualität nach genügen würden, ist die Quantität in den meisten praktischen Fällen viel zu klein, um große Hautanteile vor der Quellung zu bewahren oder gequollene zu entquellen. Über die Mengen der beteiligten Stoffe muß man sich von Fall zu Fall klar werden. Es würde bessere Vergleiche geben, wenn die Autoren der einschlägigen Arbeiten bei allen ihren Vergleichen für die alkalischen Lösungen nicht nur den p_H-Wert und die Konzentration (bisher wird meist nur eine dieser Größen genannt) angeben würden, sondern auch die Pufferkapazität. Die Pufferkapazität ist nämlich von den drei Größen die wichtigste. Wenn wir uns von einer stark dissoziierten Base eine Lösung mit bestimmtem p_H-Wert herstellen und daneben eine Lösung mit dem gleichen p_H-Wert aus einer schwächer dissoziierten Base oder aus einem alkalisch reagierenden Salz der ersten Base und schließlich eine Lösung mit dem gleichen p_H-Wert aus einem guten

Puffergemisch, so müssen wir ganz verschiedene Säuremengen aufwenden, um jede der drei Lösungen auf einen anderen, einen sauren p_H-Wert zu bringen. Es ist also durchaus nicht gleichgültig, von welcher der Lösungen ein Tropfen auf die Haut kommt. Je größer die Pufferkapazität ist, um so mehr werden bei gleichem p_H-Wert und unter sonst gleichen Bedingungen die Lösungen reizen und die Haut zur Quellung bringen. Der Satz gilt jedoch nur dann, wenn verhältnismäßig kleine Mengen der Lösung auf die Haut kommen. Also er gilt etwa an Arbeitsplätzen, an denen die Haut gelegentlich bespritzt wird oder an denen sie ab und zu einmal in die Lösung eintaucht. Arbeitet die Hand immer in der Lösung, oder wird sie ständig berieselt, so spielt die Pufferung bei gleichem p_H-Wert keine Rolle, denn dann steht einer verhältnismäßig kleinen Menge Haut eine sehr große Menge der Lösung gegenüber, und die Haut wird immer von der praktisch gleichbleibenden Lösung benetzt. Im zuletzt geschilderten Falle ist eine Behandlung der Haut mit einer entquellenden Salbe (Gerbstoffsalbe) bedeutungslos. Es wirkt höchstens die Salbengrundlage fettend und schmierend. Die Gerbstoffmenge ist viel zu gering, um hier überhaupt eine merkliche Wirkung zu entfalten. In solchen Fällen muß man bei der Vorbeugung und Heilung ebenfalls mit Gerbmittellösungen arbeiten. Bekommt die Haut nur kleine Spritzer, so ist die Aussicht, mit einer gerbenden Salbe das Ziel zu erreichen, schon besser. Aber auch in diesen Fällen ist wohl die eigentliche „Schutz‘‘-Wirkung der Salbe, also ihr Schutz gegen Benetzung, wichtiger. Beide Fälle sehen schon günstiger aus, wenn man zu Öl-in-Wasser-Emulsionen übergeht und den Gerbstoff in die äußere Phase bringt.

Die Frage nach der Art der Gerbstoffe, die in Arbeitsschutzsalben angewandt werden können, läßt sich nur nach einer kurzen Betrachtung der Grundlagen der Gerbung der lebenden Haut beantworten.

Man spricht in der Pharmakologie oft von Gerbstoffen oder gar von Adstringentien, obgleich es solche Stoffe strenggenommen in dieser schematisierten Form nicht gibt. Alle Stoffe, die so bezeichnet werden, haben nur in ganz bestimmten Zuständen, z. B. in saurer wäßriger Lösung, andere in alkalischer Umgebung, die Fähigkeit, zu gerben. Bringt man sie aus diesem Milieu, in dem sie gerben können, heraus, so sind sie keine „Gerbstoffe‘‘ mehr. Tannin gerbt nur im sauren Gebiet, nicht im neutralen oder alkalischen. Andere Stoffe entfalten ihre Gerbwirkung nur im alkalischen Gebiet (Formaldehyd) und gerben im sauren nicht. Es ist besser, sich in der Praxis nicht „Gerbstoffe‘‘ vorzustellen, sondern immer gerbende physikalisch-chemische Systeme. Die „Adstringenz‘‘ ist die Eigenschaft, die Haut zusammenzuziehen. Adstringente gerbende Systeme schaffen schnell an der Oberfläche eine dicht zusammengezogene Schicht und versperren sich selber den Weg ins Innere und den Ausscheidungsprodukten der Haut den Weg nach außen. Bezeichnet man die Gerbstoffe als Adstringentien, so wählt man eine Eigenschaft für die Benennung, die man gerade bei der medizinischen Anwendung dieser Stoffe nicht brauchen kann und zu vermeiden sucht. Die Gerbung in der Medizin und Hygiene soll keine Schichten bilden, die Wege versperren, und keine Schorfe, unter denen unerwünschte und nichtkontrollierbare Vorgänge sich abspielen können. Setzt man Gerbung gleich Eiweißfällung, so trifft man, wie bei der Adstringenz, weder das Richtige noch das Wesentliche. Es gibt nämlich auch Gerbstoffe, die sehr energisch gerben, die aber keine Eiweißfällung geben, z.B. der Formaldehyd und manche Chromverbindungen. Eine Gerbung der ganzen Haut, eine Gerbung also, die Eiweiße aller histologischen Elemente der Haut gerben würde, brächte Hautschäden, wie wir sie als Formaldehydschäden aus der Gewerbepathologie kennen. Zellen und lebendes Hautgewebe sollen durch gerbende Lösungen nicht gegerbt oder verändert werden, solange sie noch ihren gesunden Quellungszustand haben. Nur die gequollenen Hauteiweiße und die höheren Eiweißbausteine, die beim Abbau entstehen, sollen bei der Gerbung erfaßt werden. Gegerbt sind sie vor dem weiteren Zerfall bewahrt. *So gelingt es, durch die Gerbung an einer ganz bestimmten Stelle im Verlauf des stufenweisen Abbaues der Hauteiweiße eine Sperre zu setzen*[1].

Nie können untergegangene Hautanteile, gequollene Zellen durch die Gerbung gerettet oder regeneriert werden. Eine gewisse Regenerierung kann höchstens einmal an nichtzelligen Hautanteilen geschehen. Aber die untergegangenen Hautanteile werden durch die Gerbung vor dem weiteren Abbau zu toxischen Bausteinen bewahrt. Damit ist aber die Umgebung, die in manchen Fällen ein weites Feld sein kann, vor Schäden sicher bewahrt. Praktisch spielt diese Sperre des Abbaus auch eine Rolle bei der Vorbeugung in der Gewerbehygiene. Dabei ist es oftmals so, daß die Haut während der Arbeitszeit kleinste Quellungsschäden erleidet. Diese kleinsten Schäden werden durch eine Gerbung nach der Arbeit von der Haut genommen. Sie werden nicht geheilt, aber sie können wenigstens keine weiteren Schäden in der Haut verursachen. Es werden dabei immer wieder in kurzen Abständen die kleinen verleimten Hautanteile gegerbt und vor dem weiteren Abbau bewahrt. Was während der täglichen Arbeit verleimt wurde, wird nach der Arbeit gegerbt. Das übrige Gewebe bleibt unbeeinflußt. Man könnte hier von einer „Vorbeugung 2. Grades" sprechen im Gegensatz zu einer Vorbeugung, die unmittelbar den Schaden verhütet. Bei der Vorbeugung 2. Grades werden also nur kleinste Schäden in geeigneten kleinen Zeitabschnitten erfaßt. Natürlich kommt nicht jede Vorbeugung so zustande, und es gibt auch bei der Anwendung der Gerbstoffe genügend Beispiele für andere Formen der Vorbeugung.

Im Handel sind heute zwei brauchbare Gerbstoffe zur vorbeugenden und heilenden Behandlung der lebenden Arbeitshaut: Dulgon S und Taktocut. Beide werden auch in Form von Salben (Dulgonsalbe, Taktocutsalbe und Taktocutemulsion, letztere ein Öl-in-Wasser-System) hergestellt. Dulgon S (Chem. Fabr. Joh. A. Benckiser, Ludwigshafen/Rh.) ist ein polymeres Natriummetaphosphat, auf einen p_H 3,5 eingestellt. Seine wäßrigen Lösungen binden das Calciumion des Wassers komplex, enthärten also Wasser. Von dieser Eigenschaft wird bei der industriellen Wasserenthärtung Gebrauch gemacht. Allerdings werden

[1] JÄGER, R.: Arch. Gewerbepath. 7, 85 (1936); Z. Gewerbehyg. Wien 42, 167 u. 186 (1935).

dabei anders aufgebaute Metaphosphate angewandt. Die sauren Lösungen gerben, ohne Schorfe zu bilden. Ihre Diffusionsgeschwindigkeit ist gut. Taktocut[1] ist ein organischer Gerbstoff mit großem Pufferungsvermögen, der im sauren, auch im schwach sauren Gebiet gerbt, keine Schorfe bildet und ebenfalls gut eindringt. Beide gerben nicht die ungeschädigten Zelleiweiße, sondern nur die gequollenen und im Abbau begriffenen. Die richtige Form beider Gerbstoffe ist die wäßrige Lösung. In Form der Salben können sie höchstens eine leichte Gerbwirkung entfalten. Die mit Salben aufgebrachten Gerbstoffmengen sind außerordentlich gering. Wir müssen bei Gerbstoffsalben, wie überhaupt bei der ganzen Gerbstofftherapie, immer berücksichtigen, daß die Gerbstoffe an den gequollenen Hauteiweißen wirklich gebunden werden, *und zwar in stöchiometrisch faßbaren Verhältnissen.* Führt man zu geringe Gerbstoffmengen zu, so verteilen sich diese durchaus nicht homogen in der Haut, sondern sie werden von den ersten Hautteilen, die sie erreichen, gebunden. Alle anderen Hautteile bleiben von Gerbstoffen unberührt. Ob die beiden genannten Gerbstoffe außer der Entquellung auch noch andere wichtige Veränderungen auf der Haut verursachen, ist nicht sicher bekannt. Die Befürchtung, die Haut könnte bei dauernder vorbeugender Gerbbehandlung allmählich selber zu einer Art Leder werden, hat sich in der Praxis nicht bestätigen lassen. Das war auch vorauszusehen, denn die Gerbstoffe wurden von vornherein so gewählt, daß sie die unveränderte Haut überhaupt nicht gerben. Auch die Betrachtung der Haut der Gerber bestätigt das. Lohgerber haben ausgesprochen gute Haut. Hautschäden in Lohgerbereien findet man vorwiegend in der Wasserwerkstatt, dort also, wo das Gegenteil von Gerben gemacht wird. Neuere Beobachtungen deuten darauf hin, daß Gerbstoffe, und damit auch Gerbstoffsalben, geeignet sind, den auf die Haut aufgezogenen Emulgatorfilm zu verdrängen. Eine streng gültige Bestätigung für diese Beobachtung, die für den Hautschutz recht bedeutend wäre, ist noch nicht gelungen. Immerhin wurde beobachtet, daß die gleiche Salbengrundlage mit dem gleichen Wassergehalt auf der Haut besser haftet, wenn ihr einer der genannten Gerbstoffe zugesetzt wird. Ob das nur an der Verdrängung des Emulgatorfilmes liegt, ist nicht sicher.

Die Durchsicht des Schrifttums der letzten Jahre, insbesondere der Patentanmeldungen des In- und Auslandes, zeigt, daß zum Teil recht ungeeignete Gerbstoffe empfohlen werden, selbst solche, gegen deren Anwendung im Arbeitsschutz Bedenken bestehen: zahlreiche Patentschriften nennen Formaldehyd und Chromverbindungen als therapeutische Gerbstoffe. Formaldehyd gerbt *nur* im alkalischen Gebiet, nicht im sauren. Aber im alkalischen Gebiet schädigt er die Haut, weil er in diesem Milieu alle Zelleiweiße gerbt, nicht nur die gequollenen. Die gegerbten Zellen gehen ein. Wir kennen das als Formalinhautschäden leider aus der gewerbehygienischen Praxis. Heute gibt es zudem wahrscheinlich noch viele Formaldehyd-Empfindliche, denn es gehen heute viele Menschen mit Formalin um. Formaldehyd ist ein oft verwendeter

---

[1] Gesellschaft für Kolloidstoffe m. b. H., München 13, Schleißheimer Str. 245.

Arbeitsstoff in der chemischen Industrie. Ähnlich steht es mit den Chromverbindungen als therapeutische Gerbstoffe. Vor den Schäden durch diese Stoffe wollen wir an vielen Arbeitsplätzen die Leute gerade schützen. Tannin wird oft als „der Gerbstoff" bezeichnet. Tannine bilden Schorfe, diffundieren sehr langsam, versperren sich selber den Weg, färben die vergerbten Eiweißschichten dunkel, sind stark eisenempfindlich und leicht aufspaltbar. Tannine geben mit Eisensalzen schwarzgefärbte Verbindungen, die außerordentlich fest an der Haut haften. Aus diesem Grunde können Tannine für Arbeitsschutzsalben nicht verwendet werden; denn die Benutzer der Salben kommen bei der Arbeit und überhaupt im täglichen Leben immer mit Spuren von Eisenverbindungen in Berührung. Bei Verwendung von Tanninsalben treten dann, besonders an den Handflächen, unangenehme und schwer entfernbare schwarze Verfärbungen auf. Daß die Tannine so viel verwendet werden, liegt wahrscheinlich daran, daß sie überall leicht beschafft werden können. Der Name täuscht Sicherheit vor, besonders wenn man ihn, was in dieser Form gar nicht richtig ist, auch noch als Acidum tannicum bringt. Weder die einzelnen Tannine sind einheitliche chemische Stoffe, denen man einen solchen Namen beilegen kann, der eine chemische Bezeichnung vortäuscht, noch stimmen die verschiedenen Tannine des Handels so weit überein, daß sie ein solches Vorgehen rechtfertigen könnten. Vielmehr sind diese verschiedenen Tannine, die alle für die hier interessierenden Zwecke verwendet werden, sogar chemisch-konstitutionell recht verschieden. Es finden sich im Schrifttum auch Vorschläge, die Tannine vor der Verwendung zu neutralisieren (Amerika!). Aus den oben angeführten Gründen ist das sinnlos und unzweckmäßig; denn Tannine gerben nur im sauren Gebiet, nie im neutralen und nie im alkalischen. Zudem kann das Neutralisationsmittel, es wurde Natronlauge empfohlen, auch allein vorausdiffundieren, wenn es im Überschuß angewandt wurde oder wenn ein Teil des recht unbekannten Reaktionsproduktes hydrolysiert.

Die Handhabung der gerbenden Systeme für die Zwecke der Heilung und der Vorbeugung bietet manche Schwierigkeiten. Es wurde oben gezeigt, daß schon die Verschiebung des p_H-Wertes genügt, um aus einem sogenannten Gerbstoff einen nichtgerbenden Stoff zu machen. Man glaubt, sich mit einem Puffer einfach helfen zu können. Aber die Puffer können in der Haut anders, nämlich ganz erheblich schneller diffundieren, ja es können sogar die einzelnen Teile des Puffers verschieden schnell eindringen. Dann ist der Puffer zu einer ganz anderen Zeit in einem Hautstück als der Gerbstoff. Der Puffer kann schon Hautschäden verursachen, bevor der Gerbstoff ankommt. Der Gerbstoff gerbt dann die Hautanteile, die sein Puffer zuvor geschädigt hat! Es bleibt noch die Frage: Wohin mit dem Puffer? Der Gerbstoff wird von der Haut gebunden, nicht der Puffer. Er muß weiterwandern. Besser als gepufferte Gerbstoffe sind solche geeignet, die ein genügend großes eigenes Puffervermögen haben und einer Pufferung durch ein Puffergemisch nicht bedürfen. Aus den dargelegten Gründen können natürlich saure Gerbstoffe nie in Salben verwendet werden, die selber

einen alkalisch oder neutral reagierenden Emulgator haben, der gepuffert ist. Seine Wirkung kann der Gerbstoff in der Salbe nur dann
ausüben, wenn er selber möglichst gut, die Salbe dagegen möglichst
wenig gepuffert ist. So nimmt die Salbe die Reaktion des Gerbstoffs an.

Methoden.

**1. Fluorescenzmikroskopische Darstellung der Oberfläche der leben-
den Haut.** Will man die Hautoberfläche mikroskopisch sichtbar machen,
so muß man alle Bilder ausschalten, die nicht Oberfläche zeigen, sondern
tiefere Schichten. Praktisch geschieht das mit Hilfe der Fluorescenz-
auflichtmethode, die R. und F. JÄGER angegeben haben[1]. Die Haut-

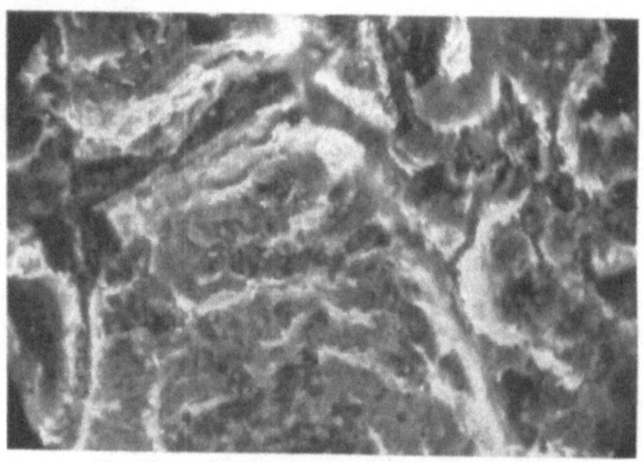

Abb. 6. Rauhe Haut. Die abschilfernden groben Schuppenränder und die V-Räumchen
fluorescieren nach der Anfärbung mit Primulin.

oberfläche wird mit einer 1—5proz. Lösung eines fluorescierenden Farb-
stoffs eingerieben, der im Tageslicht nicht sichtbar färbt. Geeignet ist
Primulin (Grübler, Leipzig). Danach wird kurz abgespült, abgetrocknet und unter dem Ultropak (Leitz) bei etwa 100facher Vergrößerung
betrachtet. Gute helle Bilder sehr guter Auflösung ergibt folgende
Optik: Objektiv UO 11, dazu den Immersionsansatz, Peripl. Okular
10 x. Während der Untersuchung wird die Haut ganz leicht an die
Fläche des Immersionsansatzes angelegt. Aus einer Lichtquelle, die
möglichst viel nahes Ultraviolett und sichtbares Violett bietet, läßt man
das Licht durch ein geeignetes Filter (z. B. Schott BG 12), das das
sichtbare Licht mit Ausnahme des Violetts zurückhält, in den Ultropak
und damit auf die Haut fallen. Dort erregt das Licht die Fluorescenz
der Farbstoffe. Diese senden sichtbares Licht größerer Wellenlänge
aus, das zur Beobachtung und zur Photographie der mikroskopisch
vergrößerten Hautoberfläche benutzt wird. Damit in das Auge des
Beobachters und auf die photographische Schicht kein kurzwelliges Erregerlicht kommt, schaltet man zwischen Objektiv und Okular ein

---

[1] JÄGER, R. und F.: Arch. Gewerbepath. **9**, 276—287.

Sperrfilter, das nur Licht durchläßt, das eine größere Wellenlänge hat
als das Erregerlicht (z. B. Schott OG 1). Da die Farbstoffe auf der
Oberfläche adsorbiert sind und das Fluorescenzleuchten sich in diesen
Fällen auch nur an der Oberfläche abspielt, werden mit dieser Methode
auch nur Oberflächen dargestellt, und keinerlei tiefere Schichten stören
das Bild. Einzelheiten über die Methodik müssen in den Original-
abhandlungen nachgelesen werden[1]. Die Bilder sind hell und können
mit einer Kleinbild-Mikrokamera gut photographiert werden. Eine
wesentliche Vereinfachung bedeutet die Einführung einer kleinen Quecksilberdampflampe als Lichtquelle an Stelle der großen Bogenlampe. Im
Laboratorium des Verfassers werden alle Hautoberflächenbilder seit
längerer Zeit nur noch mit dieser kleinen Lichtquelle gemacht.

2. Raumbildmethode. Mit Hilfe der stereoskopischen binokularen
Prismenlupen (Leitz) können gute Raumbilder der Hautoberfläche dargestellt und photographiert werden. Färbung ist unnötig. Die Vergrößerung geht höchstens bis 40fach. Die numerische Apertur dieser
Geräte ist natürlich viel kleiner als die des Ultropakmikroskopes. Eine
nachträgliche Vergrößerung der Negative führt also bald in das Feld
der irreführenden Leervergrößerungen. Die Bilder sind jedoch außerordentlich plastisch. Mikrophotogramme stellt man in der Weise her,
daß man durch jeden einzelnen Schenkel des Lupenmikroskopes eine
eigene Aufnahme macht. In stereoskopischen Betrachtungsapparaten
lassen sich diese Teilbilder zu sehr eindrucksvollen Raumbildern ver-
einigen. Über das Kleben der Raumbilder muß auf die Schriften dieses
Faches verwiesen werden. Falsch geklebte Bilder geben durchaus irre-
führende Raumbilder.

3. Methode zur Ermittlung der Haftfestigkeit und der Schutzdauer.
Will man wissen, wie lange eine Arbeitsschutzsalbe an einem bestimmten Arbeitsplatz die dort Tätigen schützt, so trägt man die Salbe *richtig*
auf und färbt dann mit den unter 1. genannten Fluorescenzfarbstoff-
lösungen die Haut in regelmäßigen zeitlichen Zwischenräumen an. Das
erste Anfärben geschieht nach dem Einsalben und vor Beginn der Arbeit.
Die Farbstoffe färben nur die ungeschützten Hautstellen. Im Fluorescenz
erregenden Licht kann man makroskopisch, etwa nicht geschützte große
Stellen ermitteln. Unter dem Ultropak (s. Methode 1) bestimmt man
mikroskopisch die histologischen Orte, die ihres Schutzes beraubt sind.
Wiederholt man die Beobachtung in regelmäßigen Zeitabständen, so
kann man erkennen, wie lange eine Salbe die empfindlichen histologischen Orte der Haut schützt. Umgekehrt kann in gleicher Weise ermittelt werden, welche Salbe am besten schützt oder welcher Emulgator
in der Salbe die größte Haftfestigkeit zur Haut ergibt. Einem bestimmten Arbeitsplatz kann so eine bestimmte, am besten schützende Salbe
angepaßt werden. Diese Methode kann in der Praxis des Arbeitsschutzes
eine ganze Reihe interessanter Fragen beantworten. Vor den makrosko-
pischen Methoden hat sie den Vorzug, genau den histologischen Ort
erkennen zu lassen, der noch geschützt ist oder der seines Schutzes

---

[1] Jäger: Z. Mikrosk. **56**, 273—290 (1939).

schon beraubt ist. Natürlich kann die gleiche Methode auch angewandt werden bei den Untersuchungen über Schmutz und Waschen. Auch dabei will man oft den histologischen Ort kennen, an dem der Schmutz liegt. Zahlenmäßig kann man die Haftfestigkeit mit Hilfe eines Fluorescenzphotometers einigermaßen genau und gut reproduzierbar bestimmen. Es ist dabei ziemlich gleichgültig, welche photometrische Versuchsanordnung man wählt. Im Laboratorium des Verfassers wird das PULFRICH-Photometer ständig für diese Untersuchungen benutzt. Ebensogut ist natürlich ein lichtelektrisches Photometer genügender Empfindlichkeit brauchbar. Der Grundgedanke der fluorescenzphotometrischen Methode zur Bestimmung der Haftfestigkeit ist folgender:

Die von der Salbe geschützten Hautstellen nehmen kein Wasser und keine in Wasser gelösten fluorescierenden Farbstoffe an. Die nicht von der Salbe geschützten Hautstellen werden dagegen von wässerigen Farbstofflösungen angefärbt. Taucht man die von einer Salbe geschützte Haut in eine wässerige Lösung eines fluorescierenden Farbstoffes, so werden nur die von der Salbe ungeschützten Hautstellen an-

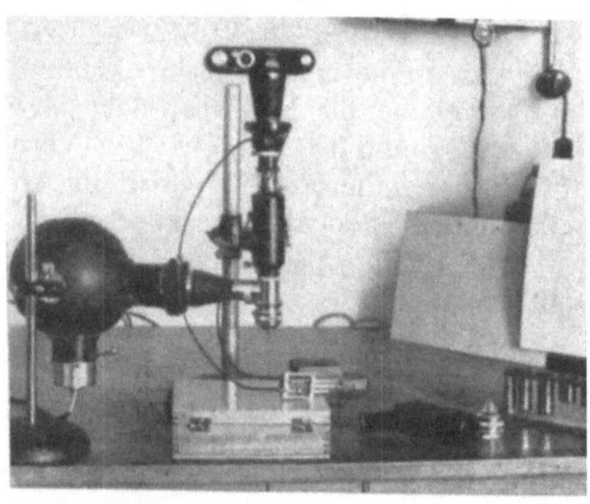

Abb. 7. Ultropakmikroskop zur Hautoberflächenuntersuchung mit kleiner Quecksilberdampflampe und Kamera. (Zusammenstellung aus dem Laboratorium des Verfassers.)

gefärbt. Im Fluorescenzphotometer zeigen diese Hautstellen dann eine größere Helligkeit. Die ungefärbten bleiben schwarz. Zunehmende Helligkeit bedeutet demnach Abnahme der Schutzwirkung der Salbe. Praktisch wird die Haftfestigkeit der Salben an der Haut fluorescenzphotometrisch bestimmt durch Messen der Anfärbbarkeit der Haut nach einigen Waschungen. Die Haut des Handrückens einer Versuchsperson wird mit der zu prüfenden Salbe gründlich eingerieben. Auf den Handrücken der anderen Hand der gleichen Versuchsperson wird eine Vergleichssalbe gebracht. Als Vergleichssalbe benutzt man für alle Versuche eine gute Arbeitsschutzsalbe, deren Eigenschaften aus der Praxis hinreichend bekannt sein müssen. Nach dem Auftragen der beiden Salben wird das grob fühlbare „Fett" mit einem weichen Leinenlappen abgewischt und wird mit Hilfe des Fluorescenzphotometers die Fluorescenz der beiden gleichmäßig gut eingesalbten Handrücken bestimmt. Nun wird mit einem Waschmittel in üblicher Weise gewaschen, d. h. so, daß die Versuchsperson unter Waschbewegungen mit kaltem Wasser die Hände wäscht. Als Waschmittel wird im Laboratorium des Verfassers eine angedickte 3proz. Mersolatlösung verwendet. Nach dem Waschen wird mit kaltem Wasser gründlich abgespült, das anhaftende Wasser von den Händen kurz abgeschleudert, und die Handrücken werden in eine Primulinlösung getaucht. Das Eintauchen wird in einer großen photographischen Entwicklungsschale vorgenommen. Die Eintauchzeit beträgt 10 Sekunden. Nach dem Anfärben mit Primulin wird wieder mit kaltem Wasser gründlich abgespült und dann abgetrocknet. Dabei ist starkes Reiben zu vermeiden. Nun wird wieder photometriert. Der Wert, der nun erhalten wird, liegt zumeist schon bedeutend höher als der erste. Nur bei Salben mit starker eigener Fluorescenz kann der abgelesene Wert nach der ersten Waschung niedriger liegen als der Wert für die eigene Fluorescenz der Salbe. Das rührt daher, daß die oberflächlich als fühlbares Fett aufliegende Salbenschicht in jedem Falle nach der ersten Waschung entfernt wird. Hierauf wird wieder gewaschen, gespült und gefärbt und anschließend photometriert. Waschen, Anfärben und Photometrieren wird 4—8mal wiederholt.

Will man die Prüfung der Salbenhaftfestigkeit nicht gegenüber einem Waschmittel messen, sondern etwa gegenüber der praktischen Beanspruchung der Haut im Betriebe, so kann man natürlich auch unmittelbar am Arbeitsplatz, etwa im Abstand von einer Stunde, die durch die Salbe geschützten Hände anfärben und photometrieren. Trägt man die Werte der einzelnen Messungen in Form von zwei Kurven auf, so kann man die Schutzwirkung der zu prüfenden Salbe im Vergleich zur Vergleichssalbe einwandfrei erkennen. Es ist besonders interessant, daß nach einigen Waschungen und Anfärbungen die am Photometer abgelesenen Werte wieder um ein Stück abfallen und dann erst nach diesem Knick langsam wieder ansteigen. Der Grund für diese Erscheinung liegt darin, daß beim Waschen immer Teile der obersten, verhornten Schicht der Epidermis abgetragen werden. Diese feinen Hautschüppchen verschwinden mit dem daran haftenden Farbstoff. Nun sind aber am meisten anfärbbar die obersten, in Abschilferung befindlichen Schüppchen der Epidermis. Wesentlich weniger anfärbbar sind die tiefer liegenden, noch vom natürlichen Hautfett durchdrungenen Schuppen. Die Kurve zeigt dann an der Stelle, an der der Knick liegt, noch die Schutzwirkung der Salben gegenüber der mechanischen Einwirkung der Waschung. Besonders stark ist der Abfall der Helligkeitswerte an der Stelle des Kurvenknicks bei rauher Haut, und gerade bei einer solchen Haut beobachtet man häufig, daß zwischen der zu messenden Salbe und der Vergleichssalbe ein deutlicher Unterschied besteht, derart, daß die eine erst um eine oder mehrere Waschungen später als die andere den Knick zeigt, oder daß der Abfall der Helligkeit bei der einen stärker ist als bei der anderen.

Mit dieser Methode wird also unmittelbar und wirklich die Schutzwirkung der Salbe gemessen, und das ist etwas ganz anderes als etwa die Messung der auf der Haut noch befindlichen Salbenmenge. Auf die Salbenmenge kommt es nämlich, wie wir weiter oben gezeigt haben, gar nicht so sehr an, und wir haben Arbeitsschutzsalben, die bereits in sehr kleiner Menge einen hervorragenden Schutz gewähren, während andere selbst dann, wenn große Mengen auf der Haut liegen, keinen Schutz gegen Benetzung bilden. Deshalb sind auch diejenigen Methoden irreführend, die etwa durch Extraktion der Haut mit einem Lösungsmittel die nach der Beanspruchung der Haut verbliebene Salbenmenge ermitteln wollen. Natürlich kann man auf diese Weise die Salbenmenge recht exakt und gut reproduzierbar messen. Aber die Salbenmenge hat eben mit der Schutzwirkung nichts zu tun.

4. Methode zur Bestimmung der Selbstreinigungszeit. Die Haut wird mit Primulin angefärbt und täglich unter dem Ultropakmikroskop angesehen. Nach einigen Tagen bei glatter Haut und einigen Wochen bei rauher Haut ist keine Fluorescenz mehr zu beobachten. Die bis dahin verstrichene Zeit kann als Selbstreinigungszeit angesehen werden. Dazu ist immer anzugeben, wie die Haut während dieser Zeit durch Waschen und durch die Arbeit beansprucht wurde.

Außer den von JÄGER ausgearbeiteten Methoden wurden von CZETSCH-LINDENWALD noch Modellversuche zur Vorprüfung von Gewerbeschutzsalben ausgearbeitet.

BÜHLER[1] hat diese Versuchsanordnungen veröffentlicht. Mit ihnen kann man zum Gewerbeschutz empfohlene Salben auf ihre Einsatzfähigkeit gegen Lösungsmittel und gegen Säuren und Laugen prüfen.

Im ersten Falle werden die aus der Gerbereichemie bekannten Prokterschen Filterglocken unten mit einer Papiermembran lösungsmitteldicht verbunden. Man streicht die Membran von unten her dünn mit der zu prüfenden Salbe ein und füllt über der Membran 10 ccm des Lösungsmittels ein. Diese Substanzen durchdringen die Papiermembran schnell und werden von der Salbenschicht, falls sie lösungsmitteldicht ist, zurückgehalten, so daß aus der Durchwanderungsgeschwindigkeit Schlüsse auf die Brauchbarkeit zu ziehen sind.

Die Modellversuche, welche die Säuren- und Laugenresistenz prüfen sollen, werden mit Glasplatten angestellt. Auf eine Grundschicht von Gelatine wird eine alkoholische Indikatorenlösung aufgetragen. Nach dem Trocknen der Phenolphthalein- oder Methylorangeschicht wird eine dünne Lage Salbe aufgetragen und diese nach dem Eintrocknen mit verschieden starken Säuren und Laugen beträufelt. Je langsamer die Salben die Testflüssigkeiten durchlassen, um so langsamer schlägt der Indikator um, und um so besser ist die Salbe. Die kurz skizzierten Versuche ergaben Resultate, die in Kurven zusammengefaßt, mit den anderen Methoden zusammen Schlüsse auf die Brauchbarkeit der Gewerbeschutzmittel ermöglichen. Wir sind auf diese Weise in der Lage, ungeeignete Mittel auszuschalten und gewinnen Erfahrungen, mit deren Hilfe bereits entwickelte Produkte verbessert werden können.

---

[1] BÜHLER: Dissertation Freiburg, 1944.

Namenverzeichnis.

(Die Zahlen ohne die römische Zahl II beziehen sich auf Band I.)

Sachverzeichnis.

(Die Zahlen ohne die römische Zahl II beziehen sich auf Band I.)